Rheuma bei Kindern und Jugendlichen
in der Physio- und Ergotherapie

T0201976

Daniela Banholzer

Walter Bureck

Gerd Ganser

Arnold Illhardt

Katharina Nirmaier

Kathrin Wersing

Rheuma bei Kindern und Jugendlichen in der Physio- und Ergotherapie

Mit 27 Abbildungen

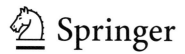

Daniela Banholzer
Klinikum Stuttgart,
Stuttgart

Walter Bureck
St. Josef-Stift Sendenhorst,
Sendenhorst

Dr. Gerd Ganser
St. Josef-Stift Sendenhorst,
Sendenhorst

Arnold Illhardt
St. Josef-Stift Sendenhorst,
Sendenhorst

Katharina Nirmaier
Klinikum Stuttgart,
Stuttgart

Kathrin Wersing
Bundesverband zur Förderung und Unterstützung
rheumatologisch erkrankter Kinder und deren
Familien e.V.,
Sendenhorst

ISBN-13 978-3-642-40000-1   ISBN 978-3-642-40001-8 (eBook)
DOI 10.1007/978-3-642-40001-8
Auszug aus: Wagner, Dannecker, Pädiatrische Rheumatologie, 1. Aufl., 2007, 978-3-540-32814-8

Die Deutsche Nationalbibliothek verzeichnet diese Publikation in der Deutschen Nationalbibliografie;
detaillierte bibliografische Daten sind im Internet über http://dnb.d-nb.de abrufbar.

Springer Medizin
© Springer-Verlag Berlin Heidelberg 2013

Produkthaftung: Für Angaben über Dosierungsanweisungen und Applikationsformen kann vom Verlag keine
Gewähr übernommen werden. Derartige Angaben müssen vom jeweiligen Anwender im Einzelfall anhand
anderer Literaturstellen auf ihre Richtigkeit überprüft werden.

Die Wiedergabe von Gebrauchsnamen, Warenbezeichnungen usw. in diesem Werk berechtigt auch ohne
besondere Kennzeichnung nicht zu der Annahme, dass solche Namen im Sinne der Warenzeichen- und Marken-
schutzgesetzgebung als frei zu betrachten wären und daher von jedermann benutzt werden dürfen.

Planung: Dr. Christine Lerche, Heidelberg
Projektmanagement: Lisa Geider, Heidelberg
Projektkoordination: Heidemarie Wolter, Heidelberg
Umschlaggestaltung: deblik Berlin
Fotonachweis Umschlag: © sizta / Fotolia.com
Satz: Fotosatz-Service Köhler GmbH - Reinhold Schöberl, Würzburg

Gedruckt auf säurefreiem und chlorfrei gebleichtem Papier

Springer Medizin ist Teil der Fachverlagsgruppe Springer Science+Business Media
www.springer.com

Vorwort

Ein Buch – ein Griff, und alles auf einen Blick. Das war unser Ziel bei dem vorliegenden Werk.

Da die nichtmedikamentöse Betreuung und Begleitung in der pädiatrischen Rheumatologie einen gleich hohen Stellenwert wie die medikamentöse Therapie hat, war es unser Ziel, vor allem für Physiotherapeuten und Ergotherapeuten ein ergänzendes Buch zur 2. Auflage des Grundlagenbuches »Pädiatrische Rheumatologie« vorzulegen, die parallel im Springer-Verlag von den Kinder- und Jugendärzten Norbert Wagner und Günther Dannecker herausgegeben wird.

Unser Buch ist als praktischer Leitfaden gedacht, der alle Aspekte der nichtmedikamentösen Behandlung und Begleitung dieser Kinder und Jugendlichen berücksichtigt. Es ist so aufgebaut, dass alle Therapeuten und Ärzte, auch Neueinsteiger in der pädiatrischen Rheumatologie, einen schnellen Überblick über die spezifischen Gelenkuntersuchungen und die daraus jeweils resultierende optimale therapeutische Herangehensweise erhalten. Nicht nur die betroffenen körperlichen Strukturen, sondern auch die sozialen Aspekte sollten Beachtung finden: Das Kind als Ganzes sehen, mit seinem sozialen Umfeld, seiner Persönlichkeit und den durch die Krankheit entstehenden alltäglichen Hindernissen. Das Buch enthält praxisrelevante und alltagsnahe Rezepte, sodass die Handhabung einfach ist und die Umsetzung erleichtert wird.

Unser größtes Anliegen ist, dass alle von rheumatischen Erkrankungen betroffenen Kinder und Jugendlichen flächendeckend mit einem qualitativ hohen therapeutischen Standard betreut werden können. Dieses Buch soll dazu beitragen. Es ist unsere Antwort auf die gestellte Herausforderung: die Ergänzung zu »Pädiatrische Rheumatologie«, aus der Praxis – für die Praxis.

Die Autoren, im Juli 2013

Inhaltsverzeichnis

Physiotherapie, physikalische Therapie, Ergotherapie

D. Banholzer, K. Nirmaier, G. Ganser, W. Bureck

D. Banholzer, W. Bureck, G. Ganser, A. Illhardt, K. Nirmaier, K. Wersing
Rheuma bei Kindern und Jugendlichen in der Physio- und Ergotherapie,
DOI 10.1007/978-3-642-40001-8_1, © Springer-Verlag Berlin Heidelberg 2013

Die nichtmedikamentösen Behandlungsmöglichkeiten vieler rheumatischer Erkrankungen im Kindes- und Jugendalter sind von größter Bedeutung und gleichwertig neben der medikamentösen Behandlung einzusetzen.

Im Folgenden wird zwischen Physiotherapie, physikalischer Therapie und Ergotherapie differenziert, wobei Überschneidungen nicht zu vermeiden sind. Zum Zweck der Darstellung eines in unseren Augen sehr wichtigen ganzheitlichen Therapiekonzeptes werden physikalische Therapiemaßnahmen und Ergotherapie teilweise auch schon unter Physiotherapie erwähnt.

Die Auswahl und der Einsatz einer speziellen Therapie hängen natürlich auch von der Erfahrung der Therapeuten ab und sind immer von subjektiven Gesichtspunkten geprägt. Naturgemäß können mit diesen Behandlungsmethoden keine randomisierten doppelblinden Studien durchgeführt werden – dies sollte nicht dazu verleiten, ihre Wertigkeit in Frage zu stellen.

1.1   Physiotherapie

D. Banholzer, K. Nirmaier

1.1.1   Therapieformen

Die folgenden Therapieformen sind die gegenwärtig bevorzugten in der Behandlung der rheumatischen Erkrankungen im Kindes- und Jugendalter. In der Regel ist es sinnvoll, Kombinationen anzuwenden. Hierbei sind, je nach Symptomatik und Aktivitätszustand der Erkrankung, die unterschiedlichsten Kombinationen möglich und indiziert. Somit kann eine physiotherapeutische Behandlungseinheit Teilsequenzen bzw. Elemente unterschiedlicher Techniken und Konzepte beinhalten (◧ Tab. 1.1).

Krankengymnastik

Die klassische Krankengymnastik beinhaltet in der Rheumatologie die entlastende Lagerung der verspannten Muskulatur zur Schmerzlinderung und passives/assistives Durchbewegen der betroffenen Gelenke zur Kontrakturvermeidung. Weitere Ziele

sind Verbesserung der Gelenkbeweglichkeit und angepasste Kräftigung der insuffizienten Muskulatur, um die muskuläre Dysbalance zu minimieren. Anbahnen physiologischer Bewegungsabläufe, beispielsweise mittels Gangschule (s. unten), und die Beratung, welches Hilfsmittel zur Entlastung des Kindes im Alltag eingesetzt werden kann, wird ebenfalls in die Behandlung integriert. Prinzipiell stehen das Erhalten oder Wiedererlangen der passiven und aktiven Gelenkbeweglichkeit über das volle physiologische Bewegungsausmaß, muskuläre Stabilität sowie das Vermeiden oder Revidieren von Gelenkfehlstellungen im Vordergrund.

Ganganalyse und Gangschule

Das menschliche Auge kann komplexe Bewegungsabläufe wie das Gehen nur stark eingeschränkt erfassen. Um das Gangbild bezüglich Bewegungsradius, Bewegungsfluss und insbesondere der Qualität in allen acht Gangphasen (Standphase – initialer Kontakt, Belastungsantwort, mittlere Standphase, terminale Standphase, Vorschwungphase – und Schwungphase – initiale Schwungphase, mittlere Schwungphase, terminale Schwungphase) analysieren zu können, empfiehlt es sich, das Gehen auf Video aufzunehmen und ggf. mit einer speziellen Software auszuwerten. Dabei lässt sich feststellen, wie viel Bewegung beispielsweise in den Hüftgelenken, Kniegelenken und Sprunggelenken stattfindet und ob eine Achsenabweichung in einer Phase des Gehens besteht. Auch ob die für die jeweilige Gangphase entscheidenden Muskeln über ausreichende konzentrische oder exzentrische Muskelkraft verfügen, kann herausgefiltert werden.

> ❯ Die Gangschule beinhaltet sowohl die gezielte Korrektur des funktionellen Defizits als auch den Einsatz von notwendigen Gehhilfen.

Eine 100%ige Entlastung eines Beins mittels Gehhilfen ist nicht empfehlenswert, da dieses Bein in erheblicher Flexion von Hüfte und Kniegelenk über dem Boden gehalten werden muss (Schonhaltungsmuster) und sich die Blutzirkulation durch die fehlende Muskelpumpe verschlechtert. Des Weiteren nimmt die Muskelatrophie in diesem Bein ein größeres Ausmaß an, als dies durch die alleinige Entzündung mit der resultierenden Schonhaltung der

◘ **Tab. 1.1.** Anwendungsspektren verschiedener Therapieformen (+++ sehr wichtig, ++ wichtig, + einsetzbar)

Therapieform	Anwendungsspektrum	
	Akut	**Chronisch**
Krankengymnastik	+++	+++
Schlingentisch/Traktionsbehandlung	+++	++
Bewegungsbad	+++	+++
Myofasziale Releasetechnik	++	++
Manuelle Therapie	+ (nur Piccolotraktion)	++
Gerätegestütze Krankengymnastik	+ (Gewichte unterhalb des Eigengewichts der Extr.)	++
Bobath (Kinder)	+ (insbesondere bei Kleinkindern)	+++
Vojta (Kinder)		++
PNF (ohne Stretch)	+ (passiv-assistives Bewegen)	++
Entspannungstechnik	++	++
Manuelle Lymphdrainage	++ bis +++	+
Klassische Massage	+	+
Kältetherapie	+++	
Wärmetherapie	+	+++
Ultraschall gepulst	+++	++
Iontophorese	+	+
Interferenzstrom	++	+
Hochvolt	++	+
TENS	++	++
Scenar-Therapie	+++	+++
Kinesiologisches Taping	+++	+++
Galileo-Vibrationstraining	–	++-+++

Fall wäre. Eine Belastung, mindestens in Form von Sohlenkontakt (entspricht ≤5kg), wirkt sich positiv auf den Gelenkknorpel und Erhalt der physiologischen Abrollbewegung des Fußes über Ferse, oberes Sprunggelenk und Vorfuß beim Gehen aus.

Schlingentisch und Traktionsbehandlung

Schlingen nehmen über Seilzüge das Eigengewicht des aufgehängten Körperteiles auf, sodass dem Kind ein assistives Bewegen ohne Schmerz möglich ist. Mit Gewichten kann eine feindosierte Kräftigung erfolgen. Die Bewegung wird in der Regel hubfrei durchgeführt. Die Aufhängung im Schlingentisch oder Schlingenkäfig kann aber auch mit einer Lotverschiebung so durchgeführt werden, dass auf das betroffene Gelenk ein sanfter, entlastender Zug und/oder Druck ausgeübt wird (Ernährungsverbesserung des Gelenkknorpels) (Saurat 1992). Besonders eignet sich diese Behandlung bei akuter und subakuter Entzündung von Wirbelsäule (vor allem Halswirbelsäule), Schultergelenk, Ellenbo-

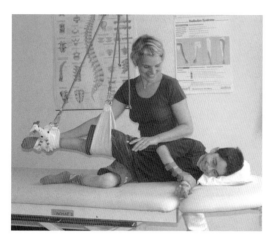

◘ Abb. 1.1. Traktionsbehandlung. Schlingentisch: Mobilisation des Hüftgelenks in die Extension

gen, Hüftgelenk und bei schmerzverstärkenden Syndromen (◘ Abb. 1.1). Ergänzend können im subakuten Stadium zur Aufhängung andere Behandlungstechniken eingesetzt werden, wie z. B. die manuelle Therapie.

Bewegungsbad

Durch die Wassertemperatur (31–32°C) entspannt die Muskulatur, und der Auftrieb vermindert das Eigengewicht so erheblich, dass Kinder mit schmerzhaften Gelenken und Schmerzsyndromen sich gerne und mit einem deutlich vergrößerten Bewegungsradius im Wasser bewegen. Auch eine Kräftigung über den Wasserwiderstand ist möglich. Die Bewegungsfreude potenziert sich, wenn diese Therapieeinheit in einer Kleingruppe stattfindet. Diese Therapieform ist in jedem Stadium der Entzündung möglich.

Myofasziale Releasetechnik

Dies ist eine sehr sanfte Weichteiltechnik, die mit verschiedenen Griffen auf das Fasziensystem einwirkt. Die Beweglichkeit und Verschiebung des Bindegewebes werden bei Verhärtungen und Verfestigungen verbessert und somit auch die Gelenkbeweglichkeit.

Manuelle Therapie

Bei reversibler Funktionseinschränkung eines Gelenks kann mit Traktion, translatorischen Gleit-

techniken und Weichteiltechniken die Limitierung schrittweise reduziert werden. Bei akut entzündlichen Prozessen sollte diese Technik nur sehr zurückhaltend angewendet werden.

Gerätegestützte Krankengymnastik

Bei dieser Therapieform wird an speziellen medizinischen Trainingsgeräten trainiert. Ein physiologischer Bewegungsablauf oder eine Teilsequenz können geschult werden. Außerdem wird eine kontrollierte und dosierte Kräftigung der insuffizienten Muskulatur erzielt, beispielsweise die Kräftigung des M. quadriceps mit einer Beinpresse. Bevorzugt sollte an Seilzügen trainiert werden, da diese eine dreidimensionale Bewegung zulassen. Prinzipiell gibt es nur wenige Geräte, die für Kinder ≤140 cm Körpergröße einsetzbar sind. Die Gewichtsabstimmungen müssen sehr fein sein. Weitere Anwendungsmöglichkeiten stellen die Schmerzverstärkungssyndrome und Enthesiopathien dar.

Neurophysiologische Techniken

In der physiotherapeutischen Behandlung eines an juveniler idiopathischer Arthritis erkrankten Kindes müssen immer zwei Aspekte berücksichtigt werden: die Erkrankung mit ihren Auswirkungen an sich und der jeweilige Entwicklungsstand. Aus diesem Grund ergänzen die neurophysiologischen Techniken die grundlegenden Techniken wie beispielsweise Krankengymnastik und Schlingentisch.

Bobath. Ziel ist es, dem Kind in der Entwicklung seiner Selbstständigkeit die notwendige Unterstützung zu bieten. Die Behandlung findet in situationsbezogenen Handlungen statt. Es werden mit dem Kind zusammen Möglichkeiten an Bewegungsübergängen und Lokomotion erarbeitet. So kann es trotz seiner Bewegungseinschränkung so weit wie möglich selbständig sein. Ebenso wird ein neu gewonnenes Bewegungsausmaß sofort in einen bestmöglichen physiologischen Bewegungsablauf integriert.

Vojta. Ziel ist es, das Zusammenspiel der Muskelketten zu optimieren, um eine verbesserte Lokomotion zu erzielen. Die Behandlung findet in fest definierten Ausgangsstellungen mittels Stimulierung bestimmter Zonen statt. Beim Auslösen der künstlichen Bewegungsgebilde werden physiologische Bewegungsabläufe aktiviert und eine Normalisierung des Muskeltonus erarbeitet. Beide Parameter sind bei Kindern mit JIA gestört und stellen Behandlungsziele dar. Besonders bei Kindern mit Entzündungsherden an der Wirbelsäule, im subakuten und chronischen Stadium, sehen wir durch den Einsatz des Vojta-Konzeptes eine gute muskuläre Stabilisierung und Verbesserung der Koordination. Jedoch müssen die Ausgangsstellungen so gewählt und ggf. modifiziert werden, dass die betroffenen Gelenke keine zu hohe Belastung erfahren.

Propriozeptive neuromuskuläre Faszilitation (PNF). Die PNF ist ein Behandlungskonzept, das primär an Erwachsenen entwickelt wurde, aber auch in der Pädiatrie eingesetzt wird. Ziele dieser Technik beim rheumatologischen Kind sind, die intra- und intermuskuläre Koordination zu verbessern, einen Bewegungsablauf zu erlernen, zu automatisieren und zu ökonomisieren und ggf. das Bewegungsausmaß zu erweitern und zu stabilisieren. Die »Patterns« (hier als Bewegungsschablonen zu verstehen) sind Idealbewegungen im Hinblick auf die Gelenkmechanik und Muskelketten. Ähnlich wie beim Bobath-Konzept steht der Alltagsbezug im Vordergrund. Aufgrund der Ideallinie ist diese Technik vielseitig einsetzbar: Sowohl ein passives-assistives Bewegen eines Gelenkes oder einer Extremität ist möglich als auch bei älteren Kindern ein Dehnen, Bewegen und/oder muskuläres Stabilisieren mit einem Führungswiderstand.

Entspannungstechniken

Alle Entspannungstechniken haben ein gemeinsames Ziel: das Lösen von Spannungszuständen im Körper. Das Kind lernt Spannungszustände wahrzunehmen und diese selbst zu regulieren. Mit dem Harmonisieren des Muskeltonus erfolgt zeitgleich eine psychische Entspannung. Aus unserer Sicht ist bei den Schmerzsyndromen wie z. B. Fibromyalgie die Entspannung ein wichtiger Bestandteil der Therapie.

Hier eine Auswahl häufig angewandter Entspannungstechniken:
- Beim **autogenen Training** wird die Entspannung über eine Art Autosuggestion erreicht.
- Die **progressive Muskelentspannung** nach Jacobsen erzielt eine Harmonisierung über

bewusstes Anspannen bestimmter Muskelgruppen mit anschließendem bewussten Lösen der Anspannung.
- Auch **Yoga** trägt mit den Bausteinen körperliches Üben und »richtiges« Atmen zur Entspannung bei.
- Des Weiteren können **Feldenkreis, Shiatsu, Tai-Chi** und **Tanztherapie** ein Weg zum Erreichen des Eutonus sein.

Manuelle Lymphdrainage

Bei der manuellen Lymphdrainage werden milde, überwiegend kreisförmige Dehnreize über die Haut gesetzt. Die Haut und die Lymphkollektoren beantworten diese Reize mit einer Erhöhung der Lymphangiomotorik, dies resultiert in einer Erhöhung des Lymphzeitvolumens. Auch eine verbesserte Lymphbildung und Lockerung von fibrotisch verändertem Bindegewebe findet statt. Prinzipiell folgt einer manuellen Lymphdrainage eine Kompression in Form von Bandagen oder medizinischen Kompressionsstrümpfen. Die Kompression darf bei der JIA nur für wenige Stunden und mit reduziertem Druck durchgeführt werden (Földi u. Kubik 2002). Bei der JIA sollte die Behandlung im akuten Stadium täglich erfolgen. Ist die Entzündung rückläufig, so kann die Behandlungsfrequenz auf 2–3 Mal pro Woche reduziert werden. Im chronischen Zustand ist ein deutlicher Behandlungserfolg weniger gegeben.

Physikalische Therapie

Klassische Massage. Die klassische Massage besteht prinzipiell aus vier verschiedenen Techniken und verfolgt hauptsächlich die Detonisierung der Muskulatur, eine Durchblutungsverbesserung, Schmerzlinderung und Trophikverbesserung.

Kältetherapie. Die Kältetherapie bewirkt eine Schmerzlinderung, wirkt abschwellend und entzündungshemmend. Sie kann lokal an den Gelenken oder global angewendet werden.

> Direkt unmittelbar nach der Kälteanwendung sollte aufgrund der analgetischen Wirkung keine Physiotherapie erfolgen. Es besteht die Gefahr, dass durch
> ▼

die verschobene Schmerzgrenze ein Bewegungsausmaß ausgeschöpft wird, das für das entzündete Gelenk einen gesteigerten Reiz darstellt.

Wärmetherapie. Die Zufuhr von Wärme bewirkt eine Steigerung des Stoffwechsels und der Durchblutung und somit eine Detonisierung des Gewebes. Auch eine Schmerzlinderung kann erzielt werden. Wärme kann lokal oder global angewendet werden. Wegen einer möglichen Entzündungsverstärkung sollte die Wärmetherapie nur sehr bedingt Anwendung im akuten Stadium finden (Elektrotherapie ▶ 1.2.4).

Scenar-Therapie. Die Scenar-Therapie gehört in den Bereich Elektrotherapie. Das Scenar gibt dynamische bipolare Impulse ab, die den körpereigenen Nervenimpulsen nahe kommen. Mittels Biofeedback wird ständig die Reaktion des Körpers erfasst und die Abgabe der Impulse modifiziert. Somit werden im Körper Anpassungs- und Regulationsvorgänge angeregt. Das Frequenzspektrum von 15–350 Hz und viele Einstellungsvarianten ermöglichen sehr gute Behandlungserfolge bei akuten sowie chronischen Beschwerden. Hohe Frequenzen wirken sehr gut entzündungshemmend und abschwellend.

Kinesiologisches Taping. Diese Behandlungstechnik hat sich als eine sehr wirkungsvolle und gut tolerierte Methode herausgestellt. Die Tapes können je nach Bedarf des Kindes in verschiedenen Anlagetechniken (Muskel-, Approximations-, Richtungs- und Remodulationstechnik) angelegt werden. Somit kann ein Lymphtape in der akuten Phase Erleichterung bringen. Ein Tape in der Anlagetechnik eines Muskeltapes kann beispielsweise einen geschwächten Muskel in seiner Arbeit unterstützen. Ein Tape in der Ligamenttechnik wiederum kann einem schmerzenden Gelenk mehr Stabilität verleihen. Die Haltbarkeit der Tapeanlagen ist bei Kindern sehr unterschiedlich. Es kann damit geduscht werden.

Galileo-Vibrationstraining. Das Galileotraining gehört in den Bereich Krafttraining, also Muskelaufbau. Es reizt insbesondere die Typ-II-Fasern der Muskulatur und aktiviert seitenalternierend auf Grund des Aufbaus gemäß einer Wippe. Durch das Training verbessern sich die Durchblutung und die intra- und intermuskuläre Koordination und es erfolgt eine Coaktivierung der Flexoren und Extensoren. Der Trainingsreiz kann durch die Trainingshäufigkeit, Zeitdauer, Höhe der Frequenz und Spurbreite variiert werden. Entscheidend sind die individuellen Übungsaufgaben, die das Kind auf dem Galileo bewerkstelligt. Es erfolgt ein stetiges Feedback an das Kind während des Trainings.

1.1.2 Behandlungsschema

Zu Beginn einer PT-Behandlung werden die Nah- und Fernziele zusammen mit den Eltern und dem Kind besprochen und festgelegt. Die Ziele sollen für das Kind erreichbar sein. Je nach Entzündungsaktivität und den momentanen Bedürfnissen des Kindes werden die Nahziele immer wieder aktualisiert.

 Prinzipiell darf Physiotherapie niemals weh tun … denn sobald in den betroffenen Gelenken Schmerzen auftreten, reagiert der Körper mit einer gelenkspezifischen Schonhaltung.

Unabhängig davon, welche Gelenke betroffen sind, entscheidet die Entzündungsaktivität über den Grad der Belastung.

Akutes Stadium	nahezu Gewichtsentlastung
Subakutes Stadium	zunehmende Teilbelastung
Chronisches Stadium	Vollbelastung

Die Gewichtsbelastung muss stets so weit reduziert werden, bis physiologische Bewegungsabläufe möglich sind. Aus diesem Grunde ist ein guter Informationsfluss zwischen Ärzten und Physiotherapeuten sehr wichtig.

Die Therapieformen werden anhand des vorliegenden aktuellen Befundes ausgewählt. Eine Orientierung bietet das in ◻ Tab. 1.2 wiedergegebene Behandlungskonzept, das nicht als rigides Schema zu verstehen ist.

Die realisierbare ambulante Physiotherapie unterscheidet sich in Zeitdauer und Frequenz von

◘ Tab. 1.2. Behandlungskonzept

Entspannung und Schmerzlinderung	Langsames, passives/assistiv-aktives Durchbewegen
	Physikalische Maßnahmen
	Bewegungsbad
	Lagerung (zur Schmerzlinderung und zum Erhalt des Bewegungsausmaßes)
	Schlingentisch
	Entlastende Hilfen
Verbesserung bzw. Erhalt der Gelenkbeweglichkeit, Wiederherstellen bzw. Erhalt des muskulären Gleichgewichtes (◘ Abb. 1.2)	Gelenkmobilisation
	Aktivieren hypotoner Muskulatur
	Detonisieren hypertoner Muskulatur (z. B. Dehntechniken)
Bahnen physiologischer Bewegungsmuster	Neurophysiologische Techniken
	Gangschule
Sonstiges	Elternanleitung
	Hausaufgaben
	Hilfsmittelversorgung

der stationären. Im stationären Bereich sind zwei Therapieeinsätze täglich anzustreben, um eine schnellstmögliche Genesung zu erreichen und das Kind so rasch wie möglich wieder in seine gewohnte Umgebung entlassen zu können.

Intraartikuläre Injektion

Direkt vor der Injektion sollte eine physiotherapeutische Befundaufnahme stattfinden, um den Behandlungsverlauf gut verfolgen zu können.

Am Tag der Injektion sind das oder die Gelenke von der Physiotherapeutin passiv-assistiv in alle physiologischen Bewegungsrichtungen durchzubewegen. Hypertone Muskulatur wird mit passiven Maßnahmen gelockert. Zusätzlich kann noch eine elektrische Bewegungsschiene eingesetzt werden. Idealerweise werden die Eltern mit angeleitet. Um das Bewegungsausmaß zu erweitern und die Schmerzen zu lindern, muss auf eine gute Lagerung geachtet werden. Die Kinder haben Bettruhe und dürfen nur zur Toilette aufstehen.

Am ersten postoperativen Tag wird die Bettruhe langsam aufgelockert. Die Physiotherapie erfolgt weiterhin zweimal täglich und wird schrittweise erweitert: Gelenkmobilisation, Aktivieren hypotoner Muskulatur, Bahnen physiologischer Bewegungsmuster.

Um das passiv erlangte Bewegungsausmaß zu erhalten, werden Gipslagerungsschalen hergestellt. Bei Kleinkindern kann dies auch sofort nach der Injektion noch in Narkose gemacht werden, bei größeren Kindern wird die Anpassung im allgemeinen am 1. oder 2. postoperativen Tag, wenn die Injektionsbehandlung vermehrt ihre Wirkung entfaltet hat, durchgeführt.

Bei fehlenden kontrollierten Studien ist das dargestellte physiotherapeutische Konzept im Rahmen der intraartikulären Injektion subjektiv und entspricht dem Vorgehen in einem der beteiligten Zentren.

Lagerung

Durch gezielte Lagerung wird die Aktivität der Muskelgruppen, die gegen die Schwerkraft arbeiten, aufgehoben. Es kommt zur Entspannung der hypertonen Muskulatur, Entlastung der Gelenke und somit zur Schmerzlinderung. Dadurch bleibt das Bewegungsausmaß erhalten bzw. wird passiv erweitert.

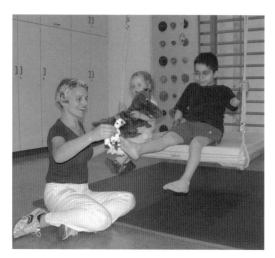

Abb. 1.2. Wiederherstellung des muskulären Gleichgewichts unter Entlastung

> Prinzip der Lagerung: So viel wie nötig, so wenig wie möglich.

Die meist in Beugung gehaltenen Gelenke werden in größtmöglicher Extension abgeholt, ohne Quengelung (immer unterhalb der Schmerzgrenze bleiben!). Das Eigengewicht wird an die Unterlage abgegeben, damit das Kind »loslassen« kann.

Lagerungshilfen: Stofftiere, Handtücher, Gipslagerungsschienen, Handschienen, Fingerschienen (s. unten »Hilfsmittel«)

Elternanleitung

Die Elternanleitung ist ein wichtiger Bestandteil in der Physiotherapie. Sie ist nicht nur Anleitung in physiotherapeutischen Techniken. Den Eltern sollen vielmehr Informationen vermittelt werden, die ihnen den Umgang mit der Erkrankung im Alltag erleichtern. Folgende Punkte sind wichtig:

Die Eltern sollen auf mögliche, durch Schmerzen ausgelöste Verhaltensänderungen ihrer Kinder sensibilisiert werden. Je nach betroffenem Gelenk reagieren diese z. B. mit Unlust beim An- und Ausziehen oder verweigern längere Gehstrecken und wollen getragen werden. Je besser der Elternblick geschult ist, desto früher können Störungen erkannt werden, und die Therapie kann schnell adäquat erfolgen.

Wichtig ist auch der Austausch von Ideen, z. B. zur Verbesserung der Therapieintegration in den Alltag und der Akzeptanz gegenüber Hilfsmitteln.

Den Eltern und Kindern sollten klare und leicht verständliche Anweisungen gegeben werden. Lieber wenig Übungen, aber dafür korrekt ausgeführt. Erst wenn sich die Eltern in der Grifftechnik ganz sicher sind, können die Übungen auch eigenständig zu Hause ausgeführt werden. Vorsicht: Eltern und Kinder nicht überfordern!

> Eltern sind in erster Linie Eltern und keine Therapeuten. Die normale, gefühlsbetonte Interaktion zwischen Eltern und Kindern soll möglichst nicht gestört werden.

Werden die Physiotherapie und die Hausaufgaben von den Eltern als Last und nicht als unterstützende Hilfe gesehen, überträgt sich dies auf das Kind und seine Therapiemotivation.

Hausaufgaben

Hausaufgaben sollen in erster Linie das Bewusstsein und den Erfolg der laufenden Therapie unterstützen. Sie sind auch wichtig, um behandlungsfreie Zeiträume (wie z. B. Ferien) zu überbrücken.

- Wenig Übungen (maximal drei).
- Nur sicher ausgeführte Übungen werden mit nach Hause gegeben.
- Am besten diese schriftlich festhalten, vom Kind selbst oder von den Eltern notiert.
- Regelmäßige Hausaufgabenkontrolle, um korrekte Ausführung zu gewährleisten. Auch Fotos von den Hausaufgaben, auf dem sich das Kind selbst sieht, sind ein Motivationsschub für das Üben.
- Kinder dürfen nicht überfordert werden.
- Möglichst in den kindlichen Tagesablauf einbinden, z. B. auf dem Spielplatz, im Freibad, beim Abendritual.

Hilfsmittel

Sinn der allgemeinen und speziellen Hilfsmittel ist, dem Kind eine Erleichterung in seinen zu bewältigenden Alltag zu bringen. Das Kind soll trotz seiner Erkrankung möglichst aktiv und mobil bleiben, die durch die Erkrankung an sich ausgelöste Problematik sollte aber nicht durch Aktivität forciert und potenziert werden.

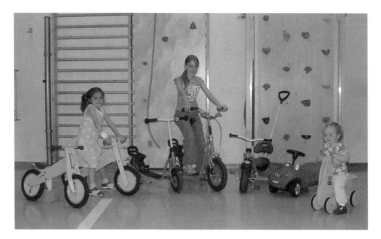

◻ **Abb. 1.3.** Allgemeine Hilfen zur Entlastung der unteren Extremität

❯ **Aus diesem Grund gilt insbesondere für den Einsatz von Hilfsmitteln: So wenig wie möglich, jedoch unbedingt so viel wie nötig!**

Hilfsmittel werden mit dem Kind, den Eltern, dem Arzt, den Physio- und Ergotherapeuten und dem Orthopädiemechaniker ausgewählt und dann angepasst. Sie müssen mit dem Kind ausgesucht werden. Denn nur mit der Akzeptanz der Kinder werden sie auch genutzt. Notfalls muss mit allen Beteiligten ein Kompromiss gefunden werden. Die Hilfsmittel müssen stets den wechselnden Bedürfnissen und Größenverhältnissen des Kindes oder Jugendlichen angepasst werden, ansonsten können sie mehr Schaden als Nutzen bringen.

Ein Beispiel: Kind mit Arthritis im Kniegelenk, primäres Streckdefizit im Kniegelenk von ca. 15°. Als entlastende Hilfe wird im Alltag der Einsatz eines Laufrades empfohlen. Die Sitzhöhe des Sattels muss so gewählt werden, dass bei Fersenkontakt die maxmimale Kniestreckung (15° Flexion) erfolgen muss. Verringert sich das Streckdefizit durch medikamentöse und physiotherapeutische Maßnahmen beispielsweise auf 5°, muss die Sattelhöhe unmittelbar angepasst werden. Ansonsten bremst der Einsatz des Laufrades den positiven Genesungsprozess und das Wiedererlangen des physiologischen Gelenk-/Muskelspiels wird negativ beeinflusst.

Einerseits ist für viele Kinder eine Versorgung mit Hilfen erforderlich und andererseits möchte man sie durch die Hilfen so wenig wie möglich in eine für das soziale Umfeld sofort sichtbare Sonderrolle bringen. Aus diesem Grund ist es empfehlenswert, zuerst den Pool der allgemeinen bzw. kommerziell erwerblichen Hilfen (z. B. Laufrad) auszuschöpfen. Reicht diese Form der Hilfsmittelversorgung nicht aus, sind spezielle Hilfen (Rezeptverordnung) erforderlich.

Allgemeine Hilfen

- Hilfen und entlastende Hilfen für die untere Extremität und Wirbelsäule (◻ Abb. 1.3):
  - Diverse Rutschautos, Dreirad, Laufrad, Kettcar, Roller, Fahrrad
  - Knieschoner: Beim Inlinen prinzipiell anzuziehen; beim Spielen mit neuen Fahrzeugen oder beim Erlernen des Gehens empfehlenswert
  - Gutes Schuhwerk, Rolltreppe/Aufzug benutzen, Buggy/Kinderwagen, Trolley und doppelte Schulbücherausführung, Sitzkeil, richtige Sitzhöhe, höhenverstellbarer Tisch
- Hilfen und entlastende Hilfen für die obere Extremität und Wirbelsäule:
  - Rucksack mit Abstützung übers Becken, Muff, Oberteil mit Vordertasche, weite Hosen-/Jackentaschen, provisorische Halskrawatte
  - Ellenbogen-/Handschoner: Beim Inlinen prinzipiell anziehen; beim Spielen mit neuen Fahrzeugen empfehlenswert

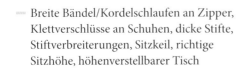

— Breite Bändel/Kordelschlaufen an Zipper,
  Klettverschlüsse an Schuhen, dicke Stifte,
  Stiftverbreiterungen, Sitzkeil, richtige
  Sitzhöhe, höhenverstellbarer Tisch

Spezielle Hilfen

- Schaleneinlagen in Sonderanfertigung
- Schuherhöhung, orthopädische Zurichtung am
  Konfektionsschuh wie z. B. Abrollhilfe
- Tapen bzw. kinesiologisches Tapen
- Münsterpferdchen, speziell modifizierter
  Sitzroller oder Fahrrad, Rollstuhl, Gehhilfen
  (Unterarmgehstützen mit anatomischen
  Griffen, kanadische Stöcke)
- Deckenhaken und Schlaufen für Traktions-
  behandlung
- Motorschiene
- Gipslagerungsschalen
- Beckengurt
- Halskrawatte
- Aufbissschiene, Handschienen, diverse Finger-
  schienen

Erläuterungen

Laufrad, Fahrrad, Münsterpferdchen, Sitzroller. Eigengewicht sollte möglichst gering sein. Die Sattelhöhe muss so eingestellt sein, dass das Kind mit den
Füßen gerade noch auf den Boden kommt. Hand-
bremsen können bei Betroffenheit der unteren Extremität in Einsatz kommen.

Kettcar. Der Sitz muss so weit nach hinten gestellt
werden, dass die Kniegelenke so weit wie möglich in
Streckung sind.

Roller. Die Lenkerstange muss so eingestellt werden, dass der Körper gut aufgerichtet ist. Darf bei
Betroffenheit der unteren Extremität nur dann
benutzt werden, wenn das Standbein das nicht betroffene Bein ist.

Schuhwerk. Besonders bei betroffener unterer Extremität ist eine gute Schuhversorgung eine wichtige Grundlage. Die Schuhe sollten »verwringbar«
sein (flexible Sohle), bezüglich der Weite der Fuß-
breite entsprechen (WMS-System), eine gute Fer-
senführung aufweisen und bezüglich des Oberma-
terials eine gewisse Stabilität haben. Des Weiteren

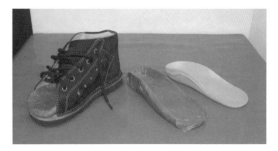

◘ **Abb. 1.4.** Einlagenversorgung. Funktioneller Abdruck mit
Knetmasse, dreischichtiger Aufbau der Schaleneinlage

sollten die Schuhe über mehrere Klettverschlüsse
oder Schnüre zu regulieren sein und weder zu klein
noch zu groß bzw. auf Zuwachs gekauft werden.

Einlagen. Prinzipiell sollten Schaleneinlagen verordnet werden, da der Kalkaneus hier besser gefasst
werden kann (◘ Abb. 1.4). Sie müssen langsohlig
sein und sollten unbedingt nach Gips- oder Knet-
abdruck erstellt werden. Grundsätzlich werden
beide Füße versorgt. Die Einlagen sollten eine
stabilisierende, eine dämpfende und eine bettende
Schicht aufweisen. Ist die Erkrankung akut, liegt
die Gewichtung in der weichen Dämpfung und
Entlastung. Eine Entlastung wird über eine gleichmäßige Verteilung des Gewichtes über den ganzen
Fuß erzielt (kein Spitzendruck!). Bei Entzündung
im Bereich der Grundgelenke ist eine Entlastung
über eine zusätzliche 1 mm dicke Polypropylen-
schicht zur Sohlenversteifung notwendig. Ist die
Erkrankung subakut oder chronisch, kann mittels
einer abstützenden Einlage mit einer sachten
Korrektur der Fußstellung begonnen werden. An-
zustrebendes Endziel ist die physiologische Fußstellung mit der Dreipunktbelastung: lateraler Kalkaneus, Metatarsalköpfchen I und V (Dreibogenbasis)

Unterarmgehstützen. Sie müssen mit anatomischen
Griffen (evtl. mit Softgriffen) ausgestattet sein.

Trolley. Er muss leicht rollen, und der Teleskopgriff
muss so eingestellt werden, dass das Kind ihn in einer gut aufgerichteten Körperhaltung ziehen kann.

Gipslagerungsschalen. Sie können aus Weißgips
oder Softcast mit Hardcastlongette sein. Sie werden

in der maximal möglichen schmerzfreien Korrekturstellung des Gelenks angefertigt. Nach dem Dehnen empfiehlt es sich, das Gelenk ca. 30 Minuten in dieser erarbeiteten Bewegungsrichtung zu belassen. Die Schale wird durch die Binden entgegen den kompensatorischen Rotationsausweichbewegungen von distal nach proximal angewickelt.

Sitzhöhe. Die Sitzfläche muss so hoch eingestellt werden, dass die Füße plan auf dem Boden stehen können und der Winkel zwischen Unterschenkel und Oberschenkel ≥90° Grad beträgt.

Deckenhaken. Sie dienen als Befestigungsgrundlage für eine Traktions-/Schlingenaufhängung für zu Hause.

Halskrawatte. Provisorische Halskrawatten (Trikotschlauch und Schaumgummimaterial) oder Halskrawatten auf Rezept müssen so breit sein, dass ein Teil des Kopfgewichtes direkt über die Krawatte an den Rumpf/Schultergürtel abgegeben werden kann. Sie sollten besonders dann in Einsatz kommen, wenn ein Kind lang sitzen muss und/oder sich Ermüdungszeichen ankündigen.

Aufbissschiene. Meist wird nur für die untere Zahnreihe eine Schiene nach Abdruck angefertigt; ggf. Kombination von unterer und oberer Zahnreihe möglich.

Fingerschiene, Handschiene. Entweder als Funktions- oder Lagerungsschienen (▶ Kap. 1.3).

Motorschiene. Mit der elektrischen Motorschiene können die Extremitäten, an der unteren Extremität besonders das Kniegelenk, auf eine sehr sanfte, gleichmäßige Weise passiv durchbewegt werden. Derzeit gibt es keine Motorschienen auf dem Markt, die den Größenverhältnissen kleinerer Kinder angepasst sind.

Orthopädische Zurichtung am Konfektionsschuh. Ein Pufferabsatz minimiert die Stauchwirkung bei Fersenkontakt; Abrollhilfen können – je nach Problematik – als Mittelfußrolle, Ballenrolle oder Schmetterlingsrolle angebracht werden.

Schuherhöhung bei Beinlängendifferenz. Ein Beinlängenausgleich sollte auch dann erfolgen, wenn das nicht betroffene Bein nur 0,5 cm kürzer ist. Eine asymmetrische Gewichtsbelastung führt zu einer Fehlbelastung der Gelenke und Wirbelsäule und kann somit Entzündungsaktivität und Gelenksfehlstellungen verstärken. Ist ein Beinlängenausgleich erforderlich, könnte theoretisch bei einer Differenz von ≤0,5 cm der Ausgleich mittels einer langsohligen Einlegesohle erfolgen. Dies führt in der Regel jedoch zu einem Volumenproblem im Bereich des Ballens und der Zehen. Von einer kurzsohligen, keilförmigen Einlegesohle ist wegen einer zu hohen Belastung im Vorfußbereich abzusehen. Es empfiehlt sich daher, einen Beinlängenausgleich prinzipiell über die komplette Schuhlänge fest in die Sohle zu integrieren.

1.1.3 Sport bei oder trotz kindlichem Rheuma

Langzeitstudien zu juveniler Arthritis und körperlicher Aktivität stehen aus. Die Erfahrung vieler kinderrheumatologisch tätiger Ärzte und Therapeuten ist aber, dass Sport Kindern und Jugendlichen mit juveniler idiopathischer Arthritis helfen kann; der positive Effekt dosierter sportlicher Aktivität innerhalb von kontrollierten Übungsprogrammen ist belegt.

Im Akutstadium der rheumatischen Entzündungen steht eine Gelenkentlastung im Vordergrund. Hiermit vereinbar sind gelenkentlastende Sportarten wie Schwimmen in warmem Wasser, Fahrradfahren auf der Ebene und isometrische Übungen unter physiotherapeutischer Anleitung. Entscheidend ist, mögliche Fehlbelastungen und Fehlstellungen zu erkennen und früh zu korrigieren.

Im inaktiven Stadium der Erkrankung besteht der Wunsch nach sozialer Integration, der oft verbunden ist mit Wiederaufnahme einer vermehrten, normalen sportlichen Betätigung. In Bezug auf den Schulsport ist eine enge kooperative Zusammenarbeit zwischen den Behandlern und der Schule am Heimatort mit dem Ziel einer weitgehenden Integration geboten.

Eine individuelle Abstimmung des Übungsprogramms bezogen auf den Krankheitsverlauf,

◘ **Tab. 1.3.** Risiken verschiedener Sportarten bei kindlichenm Rheuma (**VG** Verletzungsgefahr, **SB** Stoßbelastung, **AB** achsengerechte Belastung, **B** Beweglichkeit, **AD** Ausdauer; ☺ geeignet, 😐 möglich, ⊗ nicht empfehlenswert)

	VG	SB	AB	B	AD	Entzündungsaktivität			
						Unt. Extremität		Ob. Extremität	
						Hoch	Niedrig	Hoch	Niedrig
Aerobic			×	×	×	⊗	☺	😐	☺
Badminton		×			×	⊗	☺	⊗	☺
Basketball	×	×			×	⊗	😐	⊗	😐
Eishockey	×	×			×	⊗	😐	⊗	😐
Fechten		×	×		×	⊗	☺	⊗	☺
Federball		×				😐	☺	⊗	☺
Frisbee		×				😐	☺	⊗	☺
Fußball	×	×			×	⊗	😐	😐	☺
Golf						😐	☺	😐	☺
Handball	×	×			×	⊗	😐	⊗	😐
Hockey	×	×			×	⊗	😐	⊗	😐
Inlineskating	×		×		×	⊗	😐	⊗	😐
Joggen		×	×		×	⊗	☺	😐	☺
Kampfsportarten ohne Körperkontakt			×	×	×	⊗	☺	😐	☺
Kanu/Rudern			×		×	☺	☺	⊗	😐
Klettern				×		⊗	☺	⊗	😐
Leichtathletik									
Lauf			×		×	⊗	☺	⊗	☺
Wurf			×			⊗	☺	⊗	😐
Sprung			×			⊗	☺	⊗	😐
Langlauf			×		×	😐	☺	😐	☺
Radfahren			×		×	😐	☺	😐	☺
Reiten	×		×			😐	☺	😐	☺
Rhythmische Gymnastik			×	×		⊗	☺	😐	☺
Schwimmen			×	×	×	☺	☺	☺	☺
Schlittschuhlaufen			×			⊗	☺	😐	☺
Skialpin	×	×			×	⊗	😐	😐	☺
Snowboard	×	×			×	⊗	⊗	⊗	⊗
Squash	×	×			×	⊗	😐	⊗	😐
Taekwondo ohne Widerstand			×	×	×	⊗	☺	☺	☺

◻ Tab. 1.3. (Fortsetzung)

| | VG | SB | AB | B | AD | Entzündungsaktivität | | | |
| | | | | | | Unt. Extremität | | Ob. Extremität | |
						Hoch	Niedrig	Hoch	Niedrig
Tanzen			×	×	×	☺	☺	☺	☺
Tennis		×			×	☹	☺	☹	☺
Tischtennis		×			×	☺	☺	☺	☺
Trampolin	×	×			×	☹	☺	☺	☺
Turnen				×		☹	☺	☹	☺
Volleyball	×	×			×	☹	☺	☹	☺
Wandern			×		×	☹	☺	☺	☺

den kognitiven Entwicklungsstand, die betroffenen Gelenke mit Abwägen der altersbezogenen Bedürfnisse, Belastungen, Compliance und psychosozialen Faktoren ist sinnvoll.

Es gibt Sportarten, die mehr geeignet sind, und Sportarten, die weniger gut geeignet sind (◻ Tab. 1.3). Wichtig ist, dass es kein grundsätzliches Bewegungsverbot für die Kinder geben darf. Kinder, die einen geeigneten Sport treiben, sind emotional ausgeglichener und weisen eine bessere muskuläre und ossäre Stabilität auf.
Aufgrund von Aspekten des Gelenkschutzes sollte Folgendes beachtet werden:

- Stoßbelastungen möglichst vermeiden
- achsengerechte Belastung der Gelenke
- Vorsicht bei zu hohem Verletzungsrisiko, z. B. bei Mannschaftssport

Wenn sich das Kind für eine Sportart entschieden hat und diese regelmäßig betreibt, sollten die Eltern besonders sensibel für Veränderungen sein. Treten nach dem Sport vermehrt Entzündungszeichen oder Schmerzen in den betroffenen oder benachbarten Gelenken auf, dann sind diese möglicherweise überlastet. Dies gilt es in jedem Falle zu vermeiden. Leistungssport sollte aus unserer Sicht nicht betrieben werden.

1.1.4 Schmerz und Physiotherapie

Da der akute Schmerz im Gegensatz zum chronischen Schmerz eine Schutz- und Warnfunktion hat, gelten in der Physiotherapie folgende Grundsätze: Bei allen rheumatoiden Erkrankungen ist primäres Ziel, den Schmerz durch unterschiedlichste Maßnahmen (Lagerung, physikalische Maßnahmen) zu reduzieren oder, wenn möglich, zu eliminieren. Eine prinzipielle Ruhigstellung sollte aufgrund der fortschreitenden Atrophie und Trophikverschlechterung nicht oder zeitlich nur sehr limitiert erfolgen. Grundsätzlich sollte sowohl in der Therapie als auch zu Hause das größtmögliche Maß an Mobilität ausgeschöpft und evtl. erweitert werden, jedoch stets unterhalb der subjektiven Schmerzgrenze. Schmerz darf kein Bestandteil der Therapie sein, da dieser einen Circulus vitiosus nährt. Schmerzen werden von den Kindern meist nonverbal in Form von Mimik und Gestik und Vermeidungsstrategien wie z. B. Wegziehen des Beines oder Unmut mitgeteilt. Nur die wenigsten Kinder klagen über Schmerzen.

Eine kleine Anzahl von Kindern empfindet erst bei einem sehr intensiven Reiz einen Schmerz. Diese Kinder sind dadurch gefährdet, dass die betroffenen Gelenke einem zu hohen Reiz ausgesetzt werden. Die Physiotherapie darf in diesem Fall keineswegs die Schmerzgrenze als Limitierung haben; Orientierung bietet hier nur das Gelenk mit seinen Weichteilen.

Eine Ausnahme stellen diejenigen Krankheitsbilder dar, die dem Oberbegriff »Reflex Neurovascular Dystrophie« (RND; Sherry 2001) zugeordnet werden. Hier gibt es derzeit zwei völlig kontroverse Behandlungsstrategien: Nach dem Behandlungskonzept von D. Sherry wird, um die pathologisch nach unten verschobene Schmerzschwelle anzuheben, in der Physiotherapie bewusst das Schmerzempfinden des Patienten ignoriert. Diese Vorgehensweise erfordert eine täglich mehrstündige intensive 1:1-Betreuung durch einen Physiotherapeuten. Primär findet die Therapie ohne Anwesenheit der Eltern statt. Dieses Behandlungskonzept erfordert eine extrem gute Patientenführung.

Die andere Behandlungsstrategie sieht ein Vermeiden der schmerzauslösenden Faktoren vor. Physiotherapie darf nur unterhalb der Schmerzgrenze stattfinden. Ziel beider Strategien ist es, die Schmerzschwelle in den Normbereich zurückzuverlagern.

1.1.5 Juvenile idiopathische Arthritis

Da Krankheitsaktivität und -form bestimmen, welche Therapieform in welcher Intensität und Kombination eingesetzt werden sollte, ist eine gute, in kurzen Abständen folgende Ganzkörperbefunderhebung wichtig. Auch die Entscheidung, welche allgemeinen Hilfen und Hilfsmittelversorgungen für das Kind mit seinem individuellen Krankheitsverlauf angezeigt sind, resultiert daraus.

Befunderhebung

Um sich in einer kleinen Zeiteinheit einen Überblick über sämtliche Gelenke machen zu können, ist es empfehlenswert, nach folgendem Raster vorzugehen:
- Erfragen von verbalen und nonverbalen Ausweichstrategien/Verhaltensänderungen;
- Schnelltests aufgrund der gelenkspezifischen Schonhaltungen (◘ Tab. 1.4, ◘ Abb. 1.5);
- Schmerzbogen (◘ Abb. 1.6) mitgeben und ausfüllen lassen;
- Inspektion auf Entzündungszeichen, Atrophie, Achsenabweichung;
- sonstige Tests.

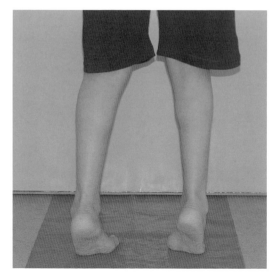

◘ **Abb. 1.5.** Schnelltest für OSG unter Belastung (pathologisch)

Sind hierbei Auffälligkeiten festzustellen, muss sich eine genaue Befundaufnahme mittels Gelenkmessung und Beurteilung der Spontanmotorik – wenn möglich – ergänzt durch eine funktionelle Videoanalyse anschließen. Erstreckt sich ein Bewegungsumfang nur passiv über das volle, physiologische Bewegungsausmaß, so spricht dies für eine unzureichende muskuläre Aktivität und Stabilität.

Verschiedene Gelenke
Füße und Zehen
Bewegungsmöglichkeiten
- Oberes Sprunggelenk: Dorsalextension/ Plantarflexion
- Unteres Sprunggelenk zusammen mit den Mittelfußgelenken: Supination mit Adduktion sowie Pronation mit Abduktion
- Zehen: Dorsalextension/Plantarflexion

Im Stand wird das Körpergewicht gleichmäßig auf die Dreibogenbasis Ferse, Metatarsale I und V verteilt. Beim Gehen laufen verschiedene Phasen ab.
1. Standphase:
    - Initiale Standphase: OSG 0°, Subtalargelenk in Neutralnullstellung
    - Stoßdämpfungsphase: OSG 5° Plantarflexion, Kalkaneus 5° Eversion, subtalare Pronation

■ Tab. 1.4. Schnelltests

		Wie?	Beispiele für Pathologie
OSG	Plantarflexion	In Rückenlage, distaler Unterschenkel im Überhang, müssen dorsokranial des Kalkaneus deutliche Falten zu sehen sein. Fußrücken und Tibia bilden nahezu eine Linie	– Flexion des Vorfußes – Flexion der Zehen – Schmerzen
OSG, USG, Zehen		Zehenstand mit seitengleicher Belastung, aufgerichtetem Kalkaneus, dorsokranialer Faltenbildung und extendierten Zehengrundgelenken	– Seitendifferenz – Calcaneus varus – Schmerzen – Flexion der Zehen
Knie	Extension	Im Langsitz, das kontralaterale Bein aufgestellt und mit den Armen festgehalten, das Knie auf die Unterlage drücken lassen. Dabei muss sich die Ferse von der Unterlage abheben.	– Aktivität der Glutäalmuskulatur – Schmerzen
	Flexion	In Rückenlage muss das Kind die Ferse zum Po führen können	– Lateralflexion im Rumpf – Schmerzen
Hüfte	Extension	In Rückenlage muss das kontralaterale Bein mit Knieflexion so weit in Hüftflexion gebracht werden, dass die Lendenlordose ausgeglichen ist. Das zu testende Bein bleibt in der maximal möglichen Hüftstreckung liegen, evtl. zusätzlich aktiv in Extension spannen lassen. Knieextension im ipsilateralen Knie erforderlich (Thomas-Handgriff)	– Auflösung der Entlordosierung – Leistenschmerzen
	Flexion	In Rückenlage muss das Kind das Knie bis zum Bauch führen können. Das Kniegelenk wird hierzu flektiert. Das kontralaterale Bein bleibt auf der Unterlage liegen	– Lateralflexion im Rumpf – Leistenschmerzen
	Kompression	Entspannte Rückenlage, gestrecktes zu testendes Bein in »maximal-loose-packed position« (im Hüftgelenk ca. 30° Flexion und Abduktion sowie 15–20° Außenrotation. Traktion, dann Kompression, dann wieder Traktion in der Längsachse des Beines	– Lateralflexion auf ipsilateraler Seite – Hüftschmerzen bei Kompression
ISG	Vorlauf im Liegen	Entspannte Rückenlage, Beine und Becken parallel und achsengerecht: Pat. kommt in Langsitz, wobei der Therapeut dessen Beine knapp über der Unterlage hält (Derbolowsky)	– Veränderung des Knöchelstandes bez. Höhe und/oder Rotation weist auf eine Beckenverwringung hin. Schmerzen
Wirbelsäule	Extension Halswirbelsäule	Im Sitzen: Bei voller Extension des Kopfes sollte das Gesicht nahezu waagrecht stehen	– Mund wird geöffnet – Fortlaufende Bewegung in die restliche Wirbelsäule – Schmerzen
	Flexion der gesamten Wirbeläule	Ausgangstellung aufrechter Stand, der Patient flektiert langsam, absteigend nacheinander alle Wirbelsäulensegmente.	– Ungleichmäßige, disharmonische Bewegung?

◻ **Tab. 1.4.** (Fortsetzung)

		Wie?	Beispiele für Pathologie
Kiefer	Öffnen	Dreifingertest: In Rückenlage oder im Sitz/ Stand mit aufgerichteter Wirbelsäule müssen längs drei Finger des Kindes zwischen die Zahnreihen passen	– Asymmetrische u./o. zu geringe Mundöffnung – Schmerzen
Schulter	Flexion	Im Sitzen, die Füße stehen auf dem Boden, die gesamte Wirbelsäule ist aufgerichtet. Das Kind muss die im Ellenbogen gestreckten Arme bis parallel zu den Ohren führen können	– Veränderung der Kopfstellung – Elevation im Schultergürtel – Vermehrte Streckung oder Lateralflexion des Rumpfes – Schmerzen
	Abduktion, Außenrotation	Nackengriff: Senken der in den Nacken erhobenen Hand auf den Rücken bis zwischen die Schulterblätter	– Lateralflexion oder Hyperextension im Rumpf – Schmerzen
	Extension, Adduktion, Innenrotation	Schürzengriff: Hochführen der Hand auf der dorsalen Rumpffläche, am Gesäß beginnend bis zu den Schulterblättern. Nackengriff und Schürzengriff können kombiniert getestet werden!	– Lateralflexion oder Hyperextension im Rumpf – Schmerzen
Ellenbogen	Flexion	Im Sitz oder Stand mit aufrechter Wirbelsäule, ca. 90° Schulterflexion. Bei Supination und Flexion im Ellenbogen sollen die Fingerspitzen die unilaterale Schulter berühren können	– Weiterlaufende Bewegungen von Schulter und/oder Hand – Schmerzen
	Extension	Im Sitz oder Stand mit aufrechter Wirbelsäule, ca. 90° Schulterflexion. Bei Supination und Extension im Ellenbogen sollte mindestens die Nullstellung erreicht werden	– Weiterlaufende Bewegungen von Schulter und/oder Hand – Schmerzen
Handgelenk	Extension	Im Sitz mit Ellbogenflexion, Pronation und aufliegendem Unterarm sollte die Hand 90° dorsalextendiert und dabei die Finger gestreckt und gespreizt werden können (»Sonne geht auf«)	– Hyperextension in den Fingergrundgelenken – Weiterlaufende Bewegungen Richtung Schulter – Schmerzen
Fingergelenke	Flexion PIP und DIP	Kleine Faust bei 0-Stellung der Grundgelenke	– Flexion der MCP-Gelenke – Abstand zwischen Fingerkuppe und Handteller
	Flexion Grundgelenke	Große Faust, Flexion aller Fingergelenke	– Unvollständiger Faustschluss
	Extension, Abduktion	»Aufgehende Sonne«. Im Sitz mit Ellbogenflexion, Pronation und aufliegendem Unterarm sollte die Hand in Verlängerung des Unterarmes sein und die Finger dabei gestreckt und gespreizt werden können	
	Abduktion aumen	»L« — der Daumen wird 90° zum Zeigefinger abgespreizt	– Flexion im Grund- und Hyperextension im Endgelenk

Schmerzbogen - zum Kennzeichnen und Anmalen

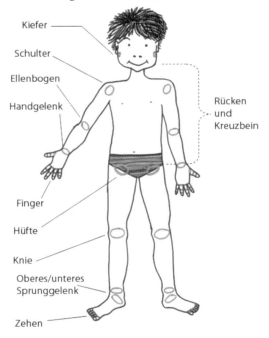

- Kiefer
- Schulter
- Ellenbogen
- Handgelenk
- Rücken und Kreuzbein
- Finger
- Hüfte
- Knie
- Oberes/unteres Sprunggelenk
- Zehen

Schmerzbogen - zum Kennzeichnen und Anmalen

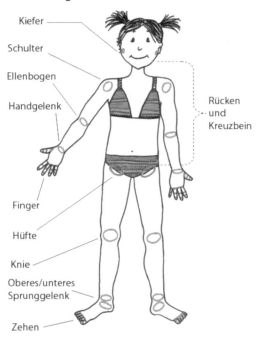

- Kiefer
- Schulter
- Ellenbogen
- Handgelenk
- Rücken und Kreuzbein
- Finger
- Hüfte
- Knie
- Oberes/unteres Sprunggelenk
- Zehen

◘ **Abb. 1.6.** Schmerzbogen

- Mittlere Standphase: OSG 5° Dorsalextension, Kalkaneus 3° Eversion
- Terminale Standphase: OSG 10° Dorsalextension, Kalkaneus 2° Eversion

2. Schwungphase:
   - Vorschwungphase: OSG 15° Plantarflexion, MTP 60° Dorsalextension
   - Initiale Schwungphase: OSG 5° Plantarflexion
   - Mittlere und terminale Schwungphase: OSG 0°, Subtalargelenk in Neutralnullstellung

Befund Verbale und nonverbale Ausweichstrategien, Verhaltensänderungen: Protest beim An- und Ausziehen von Strümpfen und Schuhen; Kind möchte viel getragen werden; unsicherer Gang, vermehrtes Hinfallen; verkürzte Gehstrecke; verändertes Gangbild; Anlaufschmerzen, Schmerzen beim Gehen, Stehen, Treppensteigen; Beschwerden beim und nach Sport; vorhandene Schuhe drücken.

Inspektion
- Schwellung
- Rötung
- Überwärmung
- Atrophie (insbesondere M. triceps surae)
- Beinlängendifferenz, im Stand
- Achsenabweichung
- Fußgewölbe, Gewichtsverteilung
- Abnutzung der Schuhe

Tests
- Schnelltest (◘ Tab. 1.4)
- Gaenslen-Test
- Hocke: Symmetrisches flüssiges Bewegungsmuster?
- Stand: Die Großzehe muss bei Belastung des Basisdreiecks Ferse, Metatarsalia I und V extendiert werden können.
- Podometer: Unter einer u-förmig gebogenen Plexiglasscheibe ist ein Spiegel angebracht. Stellt sich das Kind darauf, werden die Druckverhältnisse von plantar sichtbar. Es können

Fußgewölbe, Gewichtsverteilung und Belastungspunkte sehr gut beurteilt werden.

— Gelenkmessung nach Neutralnullmethode (Ausgangsstellung: Rückenlage)

— Dorsalextension/Plantarflexion 10–20/0/60–70. Wichtig: Bei Plantarflexion dorsokranial des Kalkaneus Faltenbildung

— Unteres Sprunggelenk zusammen mit den Mittelfußgelenken: Supination/Pronation 50–60/0/30. Wichtig: Die Ferse wird bei der Pronationsbewegung fixiert. Diese Bewegungsrichtung ist oft schmerzhaft eingeschränkt.

— Zehen: Dorsalextension und Plantarflexion im Seitenvergleich. Bei nicht vollständig erreichtem Bewegungsausmaß sollte man zum Test am Ende der Bewegung passiv nachfedern.

— Beobachtung der Spontanmotorik

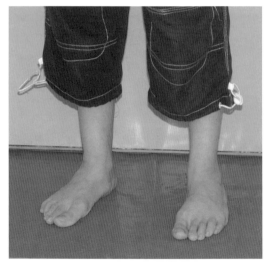

◘ **Abb. 1.7.** Komplexe Fußdeformität bei Kind mit Polyarthritis

Kapselmuster

— OSG: erst Plantarflexion, dann Dorsalextension

— USG: Supination

— Zehen: Extension

Folgen Durch die gelenkspezifischen Schonhaltungen kommt es zur muskulären Dysbalance. Der M. tibialis anterior, die kurzen plantaren Fußmuskeln oder der M. flexor hallucis longus werden hyperton, der M. triceps surae und M. peroneus longus hypoton. Durch die Arthritis auch nur eines einzelnen Fußgelenks kann es zu erheblichen Störungen des Gangbildes kommen, vor allem in der Vorschwungphase (◘ Abb. 1.7). Bevor sich ein unphysiologischer Gang einschleift, muss schon möglichst früh (teil)entlastet werden, auch um die gesamte Körperstatik nicht zu gefährden.

Varianten der Abweichung Je nach Lokalisation des/der entzündeten Gelenke kann es zu folgenden Fehlstellungen kommen: Knicksenkfuß, Hohlfuß, Hackenfuß, Vorfußadduktion, Hallux flexus/rigidus, Hallux valgus, Krallen-/Hammerzehen. Wenn mehrere Fußgelenke betroffen sind, treten die verschiedenen Fußfehlstellungen kombiniert auf. In der Regel steht aber eine Fehlstellung im Vordergrund (Spamer et al. 2001).

Primärer Knicksenkfuß

— Ursache: Entzündung des unteren Sprunggelenkes

— Kompensation: leichte Dorsalextension und Supination, Valgusstellung der Ferse durch Lockerung des Kapsel-Band-Apparates, Abflachung des Längs- und Quergewölbes

— Stand: Der Fußinnenrand wird vermehrt belastet

— Gang: Abrollen über den medialen Fußrand. Die Hüfte ist in Außenrotation.

Sekundärer Knicksenkfuß

— Ursache: Gelenkentzündungen der unteren Extremität. Der nicht betroffene Fuß wird überlastet.

Hohlfuß

— Ursache: Entzündung im Mittelfußbereich

— Kompensation: Hypertone, kurze Zehenflexoren und ein hypertoner und verkürzter M. quadratus plantae. Die Folge ist ein verstärktes Längsgewölbe.

— Stand: Vermehrte Belastung im Fersen- und Ballenbereich (mögliche Spätfolge: Krallenzehen)

— Gang: Lautes, hartes Aufsetzen der Ferse. Kein weiches Abrollen möglich

Rheumatischer Hackenfuß
- Ursache: Entzündung im oberen Sprunggelenk
- Kompensation: Dorsalextension und Supination (evtl. Flexion im Großzeh)
- Stand: vermehrte Belastung des Fußaußenrandes. Entlastung des Großzehgrundgelenkes und Belastung des Endgelenkes. Kaum Zehenstand möglich
- Gang: Abrollen über den Außenrand. Kaum aktives Abdrücken möglich

Vorfußadduktion
- Ursache: Primär bei Arthritis im Großzehgrundgelenk mit Hallux flexus, sekundär bei Gelenkentzündungen der unteren Extremität
- Kompensation: Der Körper verschafft sich eine verbreiterte Basis durch Vorfußadduktion

Hallux flexus
- Ursache: Primär Arthritis des MTP I, sekundär bei einem Hackenfuß, später Hallux flexus rigidus möglich
- Kompensation: Flexion des Großzehgrundgelenkes
- Stand: vermehrte Belastung des Fußaußenrandes. Entlastung des Großzehenballens, dafür Belastung des Endgelenkes
- Gang: Vermehrtes Abrollen über den Außenrand. Aktives Abdrücken schwierig

Hallux valgus
- Ursache: Arthritis des MTP I, vor allem bei Mitbeteiligung anderer Grundgelenke, das Auswärtsdrehen des Fußes und Abrollen über den medialen Fußrand bei anderen Fußdeformitäten kann einen Hallux valgus ebenfalls begünstigen.
- Kompensation: Adduktion der Großzehe, Abflachung des Quergewölbes
- Stand: Entlastung des MTP I
- Gang: Vermehrtes Abrollen über den Außenrand

Allgemeine Hilfen und Hilfsmittel
- Schaleneinlagen in Sonderanfertigung
  - Akut: bettend und dämpfend/Übergang: abstützend und dämpfend

- Chronisch: korrigierend und dämpfend
- Bei Entzündung der Zehengrundgelenke und der Metatarsalia: zusätzliche lange, durchgängige PP-Sohle zum Stabilisieren
- Bei Enthesitis, Hacken- und Hohlfuß: zusätzlich dämpfendes Fersenpolster und evtl. Pufferabsatz
- Bei Entwicklung einer Vorfußadduktion: Schuhe mit breiter Sohle oder spezieller Schuhverbreiterung
- Jedes Kind mit einem »rheumatischem Fuß« sollte mit dämpfenden Schaleneinlagen versorgt werden
- Gutes Schuhwerk: Mit geringem Gewicht, angemessener Weite bzw. gutem Halt, korrekter Länge und weicher Sohle, um eine gute Abrollbewegung zu ermöglichen
- Orthopädische Schuhe: Werden bei ausgeprägten Fuß- und Zehendeformitäten individuell angepasst. Das Kind mit aussuchen lassen, sonst werden die Schuhe nicht getragen.
- Abrollhilfen: Auf vorhandene Konfektionsschuhe wird eine zusätzliche Rolle angebracht, entweder um den Abrollvorgang zu erleichtern oder um eine gezielte Funktionsentlastung in einem bestimmten Bereich zu erzielen (Wiegenabrollung, Mittelfußabrollung, Ballenabrollung)
- Gipslagerungsschalen: Werden in größtmöglicher schmerzfreier Plantarflexion angefertigt
- Entlastende Hilfen:
  - Diverse Rutschautos (nicht bei akuten MTPs)
  - Dreirad, Kettcar, Laufrad, Sitzroller, Münsterpferdchen
  - Fahrrad: Sattel so einstellen, dass ein freies Abrollen möglich ist
  - Normaler Roller
  - Buggy bzw. Kinderwagen für längere Strecken, um eine Überlastung zu vermeiden
  - Unterarmgehstützen mit anatomischen Griffen

Physiotherapie Behandlungskonzept siehe ◻ Tab. 1.2; mögliche Therapieformen bzw. Anwendungsspektrum siehe ◻ Tab. 1.1.

Empfohlene Therapieformen

- Akut: Krankengymnastik, Bewegungsbad, manuelle Lymphdrainage, Lymphtape, Kältetherapie, Interferenzstrom und optional ergänzend myofasziale Releasetechnik, klassische Massage, KG-Gerät (Beinpresse mit minimalem Gewicht), Scenar-Therapie
- Chronisch: Krankengymnastik, Bewegungsbad, manuelle Therapie, Wärmetherapie, Bobath und ergänzend optional: myofasziale Releasetechnik, PNF/Vojta, KG-Gerät, kinesiologisches Taping

Kniegelenk

Befund Verbale und nonverbale Ausweichstrategien bzw. Verhaltensänderungen: Kein physiologisches Krabbeln, ggf. Aufstellen des betroffenen Beines oder Porutschen; Fersensitz und Kniestand mit Gewichtsverlagerung auf die nicht betroffene Seite. Einseitiges Aufstehen über das nicht betroffene Bein. Verkürzte Gehstrecke, Kind will viel getragen werden, möchte keine Treppen steigen. Keine lockere Flexion in der Schwungphase des Gehens. Vermehrte Knieflexion in der initialen Standphase: Teilweise setzen die Kleinkinder nicht plantigrad und die größeren Kinder nicht mit der Ferse auf, sondern zeigen eine Vorfußbelastung. Zehenstand und -gang nur mit Knieflex möglich. Valgusstellung im Kniegelenk. **Schonhaltung:** Flexion

Inspektion

- Schwellung
- Rötung
- Überwärmung
- Atrophie (insbesondere M. quadrizeps Vastus medialis)
- Beinlängendifferenz, im Stand
- Achsenabweichung

Tests

- Schnelltest (◘ Tab. 1.4)
- Gelenkmessung nach Neutralnullmethode (Ausgangsstellung: Rückenlage)
- Flexion/Extension 160°/0°/5–10°. Bei nicht vollständig erreichtem Bewegungsausmaß sollte man zum Test am Ende der Bewegung passiv nachfedern.

Sonstiges

- Tanzende Patella
- Kapselmuster: Flexion
- Beobachtung der Spontanmotorik

Folgen Die Schonhaltung löst eine muskuläre Dysbalance aus. Die Muskeln, die das Knie strecken, werden hypoton und atrophieren (besonders der Vastus medialis des M. quadrizeps femoris), und die Kniebeuger werden hyperton und verkürzen. Wird das betroffene Knie in Flexion gehalten, so verändert sich die komplette Statik: Asymmetrie und Fehlbelastung auf sämtlichen Etagen (Fuß bis Kopf) sind die Folgen. Häufig resultiert auf der betroffenen Seite eine Innenrotationsstellung im Hüftgelenk, Valgusstellung und Außenrotationsstellung im Kniegelenk. Physiologische Bewegungsmuster werden pathologisch verändert. Im Kniegelenk löst der Entzündungsprozess häufig einen Wachstumsschub mit dadurch resultierender Beinlängendifferenz aus.

Allgemeine Hilfen und Hilfsmittel

- Entlastende Hilfen:
  - Rutschautos, Dreirad bedingt, Laufrad, Sitzroller, Münsterpferdchen
  - Fahrrad (Sattel muss so eingestellt sein, dass die maximale Knieextension erzielt wird)
  - Kettcar (Sitzfläche soweit nach hinten stellen, dass maximale Knieextension erzielt wird)
  - Roller (sofern das betroffene Bein die phasische Bewegung übernimmt)
  - Buggy, Kinderwagen (für längere Strecken, um eine Überlastung zu vermeiden)
  - Unterarmgehstützen mit anatomischen Griffen
  - Knieschoner bei Benutzung von neuen Fahrzeugen, vor allem bei hoher Entzündungsaktivität
- Gehstrecke kurz halten, Treppensteigen wenn möglich unterlassen und Aufzug oder Rolltreppe verwenden
- Gutes Schuhwerk, um Sturzgefahr zu minimieren und eine sichere Basis zu haben
- Schaleneinlagen in Sonderanfertigung (akut: bettend und dämpfend, chronisch: korrigierend z. B. bei sekundärem Knick-/Senkfuß und dämpfend)

- Beinlängenausgleich sollte auch dann erfolgen, wenn das nicht betroffene Bein nur 0,5 cm kürzer ist. Ansonsten erhält man sich die Beugestellung im betroffenen Kniegelenk künstlich
- Zusätzliche Gewichte wie z. B. Schulranzen sollten vermieden werden. Dafür Einsatz von Trolley, doppelte Ausführung von Schulbüchern etc.
- Sitzhöhe auf Stühlen: Zu tiefes Absitzen lässt den Druck im Kniegelenk steigen (maximal bei 90° Knieflexion), d. h., die Sitzhöhe muss nach oben korrigiert werden (z. B. mittels Sitzkeil). Die Füße sollen planen Bodenkontakt haben
- Entlastende Unterlagerung des betroffenen Beines in Rückenlage
- Gipslagerungsschale in maximal möglicher Knieextension
- Motorschiene

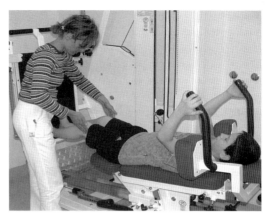

◘ **Abb. 1.8.** KG-Gerät. Aktive Korrektur der Beinachsen

Physiotherapie Behandlungskonzept siehe ◘ Tab. 1.2; mögliche Therapieformen bzw. Anwendungsspektrum siehe ◘ Tab. 1.1.

Im Rahmen von Wiederherstellung oder Erhalt des muskulären Gleichgewichtes muss hauptsächlich die ischiokrurale Muskulatur, besonders M. biceps femoris, detonisiert und insbesondere der mediale Teil des M. quadrizeps femoris auftrainiert werden. Primäres Ziel ist die volle Knieextension. Das Erarbeiten der Knieflexion wird hinten angestellt.

Empfohlene Therapieformen
- Akut: Krankengymnastik, Bewegungsbad, manuelle Lymphdrainage, Lymphtape, Kältetherapie, Interferenzstrom und ergänzend optional: myofasziale Releasetechnik, manuelle Therapie (Piccolotraktion), Schlingentisch/ Traktion, klassische Massage, KG-Gerät (Beinpresse mit minimalem Gewicht)
- Chronisch: Krankengymnastik, Bewegungsbad, manuelle Therapie, Wärmetherapie, Bobath und ergänzend optional: myofasziale Releasetechnik, TENS, Scenar-Therapie, kinesiologisches Taping, PNF, Vojta, klassische Massage, KG-Gerät (◘ Abb. 1.8)

Hüftgelenk

Befund Verbale und nonverbale Ausweichstrategien bzw. Verhaltensänderungen: Ungern in Bauchlage; erschwertes Abspreizen beim Wickeln; kurze Schrittlänge beim Krabbeln; verkürzte Gehstrecke. Kind will viel getragen werden, möchte keine Treppen steigen. Vermehrte Ventralkippung des Beckens mit vermehrter Lendenlordose; Schmerzen in der Leiste. **Schonhaltung:** Flexion, Innenrotation.

Inspektion
- Atrophie (besonders Glutäalmuskulatur)
- Beinlängendifferenz, im Stand
- Achsenabweichung der gesamten unteren Extremität, des Beckens und der Wirbelsäule

Tests
- Schnelltest (◘ Tab. 1.4)
- Gelenkmessung nach Neutralnullmethode (Ausgangsstellung: Rückenlage)
- Flexion/Extension 150–160°/0°/20–30°
- Adduktion/Abduktion 20–40°/0°/40–50° (ohne Leistenschmerzen und ohne Lateralflexion des Beckens)
- Innen-/Außenrotation 50–60°/0°/50–90°. Bei nicht vollständig erreichtem Bewegungsausmaß sollte man zum Test am Ende der Bewegung passiv nachfedern.
- Dreiphasentest in Bauchlage

Sonstiges
- Kapselmuster: Innenrotation, Hyperextension
- Beobachtung der Spontanmotorik

Folgen Die Schonhaltung löst eine muskuläre Dysbalance aus. Die Muskeln, welche die Hüfte strecken und nach außen drehen, werden hypoton und atrophieren (besonders die Glutäen). Die Hüftbeuger, Innenrotatoren und damit auch Adduktoren werden hyperton und verkürzen. Wird das betroffene Hüftgelenk in Flexion und Innenrotation gehalten, verändert sich die komplette Statik: Asymmetrie und Fehlbelastung auf sämtlichen Etagen (Fuß bis Kopf) sind die Folgen. Das Becken nimmt an Ventralkippung zu. Die Lendenwirbelsäule weist eine zunehmende Lordosierung auf. Im Kniegelenk und Fußgelenk resultiert auf der betroffenen Seite eine Valgisierung mit einer sekundären Fußfehlstellung. Beim Gehen schiebt sich der Oberkörper bei der Standbeinphase des betroffenen Beines über dieses, um die mangelnde Funktion der Glutäalmuskulatur auszugleichen (Duchenne-Gangbild).

Allgemeine Hilfen und Hilfsmittel
- Entlastende Hilfen:
  - Diverse Rutschautos, Dreirad bedingt, Laufrad, Sitzroller, Münsterpferdchen
  - Fahrrad (Sattel muss so eingestellt sein, dass die Hüfte so weit als möglich gestreckt wird)
  - Roller (sofern das betroffene Bein die phasische Bewegung übernimmt)
  - Buggy, Kinderwagen für längere Strecken, um eine Überlastung zu vermeiden
  - Unterarmgehstützen mit anatomischen Griffen
- Treppensteigen wenn möglich unterlassen und Aufzug oder Rolltreppe verwenden. Gehstrecke kurz halten.
- Gutes Schuhwerk, um Sturzgefahr zu minimieren und eine sichere Basis zu haben.
- Schaleneinlagen in Sonderanfertigung (akut: bettend und dämpfend; chronisch: korrigierend bei sekundärem Knick-/Senkfuß und dämpfend)
- Beinlängenausgleich sollte auch dann erfolgen, wenn das nicht betroffene Bein nur 0,5 cm kürzer ist. Ansonsten erhält man sich die Beugestellung im betroffenen Hüftgelenk künstlich.
- Zusätzliche Gewichte wie z. B. Schulranzen sollten vermieden werden. Dafür Einsatz von Trolley, doppelte Ausführung von Schulbüchern etc.
- Sitzhöhe auf Stühlen: Winkel zwischen Becken und Oberschenkel sollte ≥90° sein. So kann ein Sitz auf den Sitzbeinhöckern ermöglicht und das Sitzen und Aufstehen erleichtert werden. Die Füße müssen planen Bodenkontakt haben, d. h., die Sitzhöhe muss nach oben korrigiert werden (z. B. mittels Sitzkeil)
- Entlastende Unterlagerung des betroffenen Beines in Rückenlage und Seitenlage.
- Deckenhaken und Schlaufen für eine Schlingenaufhängung für zu Hause
- Motorschiene

Physiotherapie Behandlungskonzept siehe ◘ Tab. 1.2; mögliche Therapieformen bzw. Anwendungsspektrum siehe ◘ Tab. 1.1.
Im Rahmen der Wiederherstellung bzw. des Erhalts des muskulären Gleichgewichtes müssen hauptsächlich der M. iliopsoas und die Adduktoren detonisiert und die Mm. glutaeus maximus und medius sowie die ventrale kaudale Rumpfmuskulatur (Bauchmuskeln) gekräftigt werden. Primäres Ziel ist die volle Hüftstreckung. Die Hüftflexion wird hinten angestellt.

Empfohlene Therapieformen
- Akut: Krankengymnastik, Bewegungsbad, Schlingentisch/Traktion, manuelle Therapie (Piccolotraktion), Interferenzstrom und ergänzend optional: myofasziale Releasetechnik, manuelle Lymphdrainage, klassische Massage, KG-Gerät (Beinpresse mit minimalem Gewicht)
- Chronisch: Krankengymnastik, Bewegungsbad, manuelle Therapie, Wärmetherapie, Bobath und ergänzend optional: myofasziale Releasetechnik, PNF/Vojta, klassische Massage, KG-Gerät

Iliosakralgelenk

Befund Verbale und nonverbale Ausweichstrategien oder Verhaltensänderungen. Einbeinstand auf betroffener Seite unkoordiniert bzw. schmerzhaft. Einseitige Schmerzen im ISG-Bereich (oft nach langem Sitzen). Steifes Gangbild (kaum Rotation), schmerzhafte Bewegungsübergänge, schlechter

Schlaf. **Schonhaltung:** Dorsalkippung bzw. Aufrichtung des Beckens. Die LWS flacht ab, die BWS und HWS kyphosieren zunehmend.

Inspektion
- Asymmetrisches Muskelrelief
- Stand: Beckenkippung und Wirbelsäulenkrümmung (Pathologie: vermehrt aufgerichtetes Becken, abgeflachte Lendenlordose, vermehrte BWS-Kyphose und HWS-Lordose)
- Achsenabweichungen, Beckenschiefstand, -verwringung
- Gang: Reduzierte Beckenbewegungen, vor allem Rotation und Extension auf betroffener Seite, Duchenne

Tests
- Schnelltest (🔲 Tab. 1.4)
- Gelenkmessung nach Neutralnullmethode (Ausgangsstellung: Stand)
- Wirbelsäule
  - Seitwärtsneigung ca. 30–40°
  - Rotation bei fixiertem Becken ca. 30°
  - Flexion BWS: Ott von C7 30 cm nach kaudal, bei maximaler Flexion 30–34 cm
  - Flexion LWS: Schober von S1 10 cm nach kranial, bei maximaler Flexion 14-15 cm
  - Extension: Meist zuerst eingeschränkt
- Becken: Kippen nach ventral, Aufrichten nach dorsal, dreidimensionale Beckenbewegungen
- Iliosakralgelenk (ASTE-Seitlage, Beine sind flektiert): Kippen nach ventral, Aufrichten nach dorsal
- Dreiphasentest in Bauchlage
- Derbolowsky (oder Vorlauf im Liegen)

Sonstiges
- Druck- und Klopfschmerz ISG/LWS
- Einbeinstand: Schmerzen auf betroffener Seite
- Beobachtung der Spontanmotorik

Folgen Durch die Sakroiliitis kommt es zur oben beschriebenen typischen Schmerzschonhaltung. Die gerade Bauchmuskulatur, der M. glutaeus maximus und die ischiokrurale Muskulatur werden hyperton und verkürzen. Die schrägen Bauchmuskeln sowie der Beckenboden und die Rückenstrecker (autochtone Rückenmuskulatur) werden

hypoton und inaktiv. Die komplette Statik verändert sich: Asymmetrie und Fehlbelastung auf sämtlichen Etagen (Fuß bis Kopf). Auch eine funktionelle Beinlängendifferenz von bis zu 2 cm kann aus einer Sakroiliitis resultieren. Um die Schmerzen beim Gehen zu minimieren, kommt es zur Lateralflexion auf der betroffenen Seite (Duchenne).

Allgemeine Hilfen und Hilfsmittel
- Entlastende Hilfen:
  - Breite, elastische Binde oder ggf. Beckengurt zur äußeren Stabilisation des Beckenrings
  - Unterarmgehstützen mit anatomischen Griffen (einseitig: Dreipunktgang auf betroffener Seite, beidseits: Vierpunktgang)
  - Fahrrad auf der Ebene (Lenkerhöhe so einstellen, dass ein aufrechter Sitz gewährleistet ist)
- Treppensteigen wenn möglich unterlassen und Aufzug oder Rolltreppe verwenden. Gehstrecke kurz halten
- Gutes Schuhwerk, um Sturzgefahr zu minimieren und eine sichere Basis zu haben
- Schaleneinlagen in Sonderanfertigung
- Zusätzliche Gewichte wie z. B. Schulranzen sollten vermieden werden. Dafür Einsatz von Trolley, doppelte Ausführung von Schulbüchern etc.
- Sitzhöhe auf Stühlen: Winkel zwischen Becken und Oberschenkel sollte ≥90° sein, so wird ein Sitz auf den Sitzbeinhöckern ermöglicht und das Sitzen und Aufstehen erleichtert. Die Füße sollen planen Bodenkontakt haben, damit die Wirbelsäulenhaltung aktiv auskorrigiert werden kann. Gelingt dies nicht, kann die Sitzhöhe individuell nach oben korrigiert werden, z. B. mittels Sitzkeil
- Alltagsumgebung rückenschonend einrichten (Arbeitshöhe der Körpergröße anpassen)
- Wärmflasche oder warmes Vollbad, um die Morgensteifigkeit zu reduzieren
- Deckenhaken und Schlaufen für eine Schlingenaufhängung zu Hause

Physiotherapie Behandlungskonzept siehe 🔲 Tab. 1.2; mögliche Therapieformen bzw. Anwendungsspektrum siehe ◘ Tab. 1.1. Im akuten Statium sollte hier besonders auf Entlastung und entlastende Ausgangsstellungen geachtet werden.

Empfohlene Therapieformen
- Akut: Krankengymnastik, Bewegungsbad, Schlingentisch/Traktion, PNF (Beckenpattern), Interferenz, Hochvolt, Wärmetherapie und ergänzend optional: myofasziale Releasetechnik, Entspannungstherapie, klassische Massage, KG-Gerät (Beinpresse mit minimalem Gewicht)
- Chronisch: Krankengymnastik, Bewegungsbad, Schlingentisch/Traktion, PNF, Ultraschall gepulst, manuelle Therapie, Wärmetherapie und ergänzend optional: myofasziale Releasetechnik, Vojta, klassische Massage, KG-Gerät

Halswirbelsäule
Befund Verbale und nonverbale Ausweichstrategien bzw. Verhaltensänderungen: Protest bei Kleidungsstücken, die über den Kopf an- und ausgezogen werden müssen. Kompensation der eingeschränkten Kopfbeweglichkeit durch vermehrtes Nachschauen mit den Augen. Umwendbewegungen mit dem ganzen Körper. Schlafstörungen. Spiele und Arbeiten über Kopf schwierig. Langes Sitzen mit vorgebeugtem Kopf ist schmerzhaft; Kopfschmerzen.

Schonhaltung Zuerst wird die Extension, später die Lateralflexion und Rotation schmerzbedingt eingeschränkt.

Inspektion
- Muskelrelief (einseitige Hypertrophie des M. trapezius pars descendens und M. levator scapulae)
- Asymmetrie, Achsenabweichungen (steilgestellte HWS, skoliotische Veränderungen, Schicfhals, Protraktion und Elevation des Schultergürtels)

Tests
- Schnelltest (◘ Tab. 1.4)
- Gelenkmessung nach Neutralnullmethode (Ausgangsstellung aufrechter Sitz, am besten angelehnt. Auf weiterlaufende Bewegungen

des Oberkörpers, des Schultergürtels und der Augen achten.)
- Extension/Flexion: 45°/0°/50°
- Rotation: 80–90°/0°/80–90°
- Lateralflexion: 45°/0°/45°

Sonstiges
- Palpation der Schulter- und Nackenmuskulatur
- Beobachtung der Spontanmotorik

Folgen Es kommt zu einer Schmerzschonhaltung in die Extension, später Lateralflexion und Rotation. Durch segmentale Ankylosierungen werden benachbarte Bereiche instabil. Die Stabilisation der sensiblen Halswirbelsäule steht deshalb vor der Mobilisation.

Allgemeine Hilfen und Hilfsmittel
- Entlastende Hilfen: Halskrawatte/Nackenkissen oder andere Lagerung zur Unterstützung in der Nacht (Kissenhöhe beachten)
- Lenker: Höhe, Breite und Abstand zum Sitz so wählen, dass eine aufrechte Körperhaltung gewährleistet ist
- Schaleneinlagen in Sonderanfertigung (dämpfend)
- Beinlängenausgleich sollte auch dann erfolgen, wenn die Beinlängendifferenz nur 0,5 cm beträgt
- Doppelte Schulbücherausführung
- Rucksack mit Abstützung übers Becken, weite Hosentaschen, provisorische Halskrawatte
- Sitzhöhe auf Stühlen: Winkel zwischen Becken und Oberschenkel sollte ≥90° sein. So wird ein Sitz auf den Sitzbeinhöckern ermöglicht. Die Füße müssen planen Bodenkontakt haben, d. h., die Sitzhöhe muss nach oben korrigiert werden (z. B. mittels Sitzkeil)
- Eventuell schräge Tischplatte erforderlich, um länger andauerndes Nach-unten-Schauen zu vermeiden
- Keine Spiele, bei denen das Gewicht der Arme lange gehalten werden muss (z. B. Gameboy)

Physiotherapie Behandlungskonzept siehe ◘ Tab. 1.2; mögliche Therapieformen bzw. Anwendungsspektrum siehe ◘ Tab. 1.1. Die Stabilisation der sensiblen Halswirbelsäule steht vor der Mobilisation.

Empfohlene Therapieformen

- Akut: Krankengymnastik, Bewegungsbad, Schlingentisch/Traktion, myofasziale Releasetechnik, evtl. Wärmetherapie, klassische Massage und ergänzend optional: Entspannungstechniken, manuelle Lymphdrainage
- Chronisch: Krankengymnastik, Bewegungsbad, Vojta/PNF, myofasziale Releasetechnik, Wärmetherapie, klassische Massage, kinesiologisches Taping und ergänzend optional: Bobath, manuelle Therapie, Entspannungstechniken

Kiefergelenk

Befund Verbale und nonverbale Ausweichstrategien oder Verhaltensänderungen: Ablehnen von festen Nahrungsmitteln wie Brotrinde, Fleisch, Apfel. Asymmetrisches Mundöffnen, lässt sich die hinteren Zähne nicht putzen (zu weites Mundöffnen erforderlich). Häufiges Ans-Ohr-Fassen, Kopfschmerzen, weinerlich. **Schonhaltung:** Mundschluss

Inspektion

- Atrophie
- Asymmetrie (Gesicht und Mundöffnen)
- Können beide Zahnreihen im Bereich der Backenzähne aufeinander gepresst werden?
- Achsenabweichung
- Kiefer- und Zahnfehlstellungen

Tests

- Schnelltest (◻ Tab. 1.4)
- Weitere Tests mit aufgerichteter Wirbelsäule durchführen

Sonstiges

- Gelenkmessung (Ausgangsstellung Sitz oder Stand)
- Mundöffnung in cm: Zahnreihenabstand mindestens 4 cm
- Palpation des Kiefergelenks: bei geöffnetem Mund beidseits gleichzeitig untersuchen, ohne Druckschmerz
- Palpation des Kiefergelenks bei Mundöffnung/-schluss
  - Schmerz? Knacken? Asymmetrische Bewegung? Abweichung zur Seite?
  - Kiefer weicht zur betroffenen Seite ab, unrunde Bewegung?
- Palpation des M. masseter: bei geöffnetem Mund und bei festem Kieferschluss, ohne Schmerz bei Druck auf den Muskelansatz
- Beobachtung der Spontanmotorik

Folgen Die Schmerzvermeidung löst eine muskuläre Dysbalance und ein Schonen der Kiefergelenke aus. Die Schonhaltung bewirkt sekundär eine Fehlhaltung der Halswirbelsäule. Diese Fehlhaltung kann fortlaufend auch auf tiefere Etagen Auswirkungen haben.

Allgemeine Hilfen und Hilfsmittel

- Entlastende Hilfen:
  - Aufbissschiene nach Abdruck (vom Zahnarzt/Kieferorthopäden anfertigen lassen)
  - Entlastende Unterlagerung der Halswirbelsäule in Rückenlage und Seitenlage, besonders beim Schlafen (Kissenhöhe beachten!)
- Schaleneinlagen in Sonderanfertigung: Sowohl im akuten als auch im chronischen Stadium steht die dämpfende Wirkung im Vordergrund; im chronischen evtl. auch korrigierend.
- Zusätzliche Gewichte wie z. B. Schulranzen sollten vermieden werden. Dafür Einsatz von Trolley, doppelte Ausführung von Schulbüchern etc.
- Sitzhöhe auf Stühlen: Winkel zwischen Becken und Oberschenkel sollte ≥90° sein. So kann ein Sitz auf den Sitzbeinhöckern und das Sitzen und Aufstehen mit aufgerichteter Wirbelsäule ermöglicht werden. Die Füße müssen planen Bodenkontakt haben, d. h., die Sitzhöhe muss nach oben korrigiert werden (z. B. mittels Sitzkeil)

Physiotherapie Behandlungskonzept siehe ◻ Tab. 1.2; mögliche Therapieformen bzw. Anwendungsspektrum siehe ◻ Tab. 1.1. Im Rahmen der Wiederherstellung bzw. des Erhalts des muskulären Gleichgewichtes muss hauptsächlich der M. masseter detonisiert werden.

Empfohlene Therapieformen

- Akut: Krankengymnastik, Schlingentisch/Traktion, manuelle Lymphdrainage, Kältetherapie/

Wärmetherapie, TENS, Scenar-Therapie, manuelle Therapie (vorsichtig!) und ergänzend optional: Therapie nach Castillo Morales, myofasziale Releasetechnik, Ultraschall gepulst
— Chronisch: Krankengymnastik, Vojta/PNF, manuelle Therapie, Wärmetherapie und ergänzend optional: klassische Massage, TENS, Scenar-Therapie, myofasziale Releasetechnik

Schultergelenk

Befund Verbale und nonverbale Ausweichstrategien bzw. Verhaltensänderungen: Vermeidet Stützfunktionen, z. B. Krabbeln. »Kampf« beim An-/Ausziehen von Oberbekleidung. Kind kann sich an den Möbeln nicht mehr hochziehen; Gegenstände über Kopfhöhe können nicht mehr selbständig geholt werden oder auf den Kopf gesetzt werden, z. B. Becher. Weiter entfernte Gegenstände, z. B. unter dem Bett, werden mit dem Bein oder einem Hilfsgegenstand nicht mehr herbeigeschafft. Eingeschränktes Klettern; kann sich beim Schaukeln schlecht an den Seilen halten; trägt wenn überhaupt nur noch leichte Gegenstände. Wacht nachts oft auf und ist weinerlich. Fönt und frisiert sich die Haare nicht mehr selbst.

Schonhaltung Adduktion und relative Extension im Schultergelenk, Protraktion und Elevation im Schultergürtel.

Inspektion
— Schwellung
— Rötung
— Überwärmung
— Atrophie (besonders M. deltoideus)
— Position der Schulterblätter
— Achsenabweichung des gesamten Schultergürtels in der Frontal-/Sagittalebene
— Achsenabweichung der Wirbelsäule in der Frontal-/Sagittalebene

Tests
— Schnelltest (◨ Tab. 1.4)
— Gelenkmessung nach Neutralnullmethode (Ausgangsstellung: Sitz oder Rückenlage)
  — Flexion/Extension 180°/0°/45°
  — Abduktion/Horizontale Adduktion 80°/0/20°–45°

— Innen-/Außenrotation (Hochrotation) 70°/0°/90°. Bei nicht vollständig erreichtem Bewegungsausmaß sollte man zum Test am Ende der Bewegung passiv nachfedern
— Hochheben der Hand bis zur Berührung des gegenüberliegenden Ohres über den Kopf hinweg
— Widerstandtests
  — Beurteilung des skapulohumeralen Rhythmus
  — Painful Arc« (schmerzhafter Bogen)
  — Palpation des Schultergelenks und der Gelenke des Schultergürtels, ohne Schmerz bei Druck

Sonstiges
— Kapselmuster: Außenrotation, Abduktion, Innenrotation
— Beobachtung der Spontanmotorik

Folgen Es resultiert ein muskuläres Ungleichgewicht. Die Muskeln, die im Schultergelenk die Flexion und Drehbewegungen ausführen, werden hypoton und atrophieren (besonders der M. deltoideus und die Rotatorenmanschette). Die Muskeln, die den Schultergürtel anheben (besonders M. trapezius pars descendes) und die Protraktion begünstigen (besonders M. pectoralis), werden hyperton und kürzer. Wird die betroffene Schulter geschont, setzt sich dies in einer asymmetrischen Rumpfhaltung und Haltung des Kopfes in allen Ebenen fort. Physiologische Bewegungsmuster werden pathologisch verändert. Sekundäre Schmerzen durch Überreizung der Sehnenansätze, bedingt durch die unphysiologischen Haltungs- und Bewegungsabläufe, können die Folge sein.

Allgemeine Hilfen und Hilfsmittel
— Entlastende Hilfen:
  — Evtl. Oberteil mit Vordertasche (meist Kapuzenpulli)
  — Weite Hosen- und Jackentaschen, um das Gewicht des Armes darin abzugeben
  — »Desault«-Rumpfschlauchverband aus festerem Material (kurzfristige vermehrte Ruhigstellung)
— Fahrzeuge, z. B. Fahrrad, wenn das Armgewicht vorrangig abgegeben werden kann und keine forcierte Stützaktivität erforderlich macht

- Doppelte Schulbücherausführung bzw. zu tragendes Gewicht erheblich minimieren
- Rucksack mit Abstützung übers Becken, evtl Trolley auf nicht betroffener Seite
- Spielzeug mit leichtem Gewicht
- Gute Sitzposition auf Stühlen: Winkel zwischen Becken und Oberschenkel sollte ≥90° sein. So kann ein Sitz auf den Sitzbeinhöckern und das Sitzen und Aufstehen mit aufgerichteter Wirbelsäule ermöglicht werden. Die Füße müssen planen Bodenkontakt haben.
- Deckenhaken und Schlaufen für Traktionsbehandlung

Physiotherapie Behandlungskonzept siehe ◘ Tab. 1.2; mögliche Therapieformen bzw. Anwendungsspektrum siehe ◘ Tab. 1.1.

Empfohlene Therapieformen:
- Akut: Krankengymnastik, Schlingentisch/Traktion, manuelle Therapie (vorsichtig!), Kältetherapie, PNF, Scenar-Therapie, TENS und ergänzend optional: manuelle Lymphdrainage, Lymphtape, Interferenz, Ultraschall gepulst, Vojta 1. Phase
- Chronisch: Krankengymnastik, kinesiologisches Taping, Schlingentisch/Traktion, manuelle Therapie, Wärmetherapie, PNF/Vojta/Bobath und ergänzend optional: KG-Gerät (Seilzüge), myofasziale Releasetechnik

Ellenbogen
Befund Verbale und nonverbale Ausweichstrategien bzw. Verhaltensänderungen: Schmerzen, Protest bei An- und Ausziehen von Oberbekleidung. Kleine Kinder vermeiden Hand- und Ellbogenstützen oder Stützen mit Ellbogenflexion. Sie lassen sich nicht mehr gerne an der Hand nehmen. Schmerzen z. B. nach Fahrradfahren, längerem Schreiben, Sport mit Armeinsatz. Vermeiden von vollständiger Ellbogenextension im Alltag. **Schonhaltung:** Flexion.

Inspektion
- Schwellung (z. B. lateral des Olekranons)
- Rötung
- Überwärmung
- Atrophie/Hypertrophie (Atrophie der Streck- und Hypertrophie der Beugemuskulatur)

- Achsenabweichung (am besten in 0-Stellung von Hand-, Ellbogen- und Schultergelenk zu beurteilen)
- Gelenkstellung (Beurteilung von lateral: Das Olekranon liegt bei Extension hinter der Oberarmschaftachse. Beurteilung von volar: Eine Veränderung der physiologischen Valgusstellung von 0–26° ist nicht zu erwarten)

Tests
- Schnelltest (◘ Tab. 1.4)
- Widerstandstests der Ellbenbogengelenkmuskeln
- Gelenkmessung nach Neutralnullmethode
  - Flexion/Extension: 150°/0°/0°–15°. Ausgangsstellung aufrechter Sitz, Ellbogen in Extenion und Supination
  - Pronation/Supination: 90°/0°/90°. Ausgangsstellung aufrechter Sitz, Oberam liegt dem Thorax an, Ellbogen in 90°-Flexion, bezüglich Pro- und Supination in Nullstellung. Bei nicht vollständig erreichtem Bewegungsausmaß sollte man zum Test am Ende der Bewegung passiv nachfedern.

Sonstiges
- Kapselmuster
  - Humeroulnargelenk: Flexion
  - Radioulnargelenk: Supination
- Beobachtung der Spontanmotorik

Folgen Durch Arthritiden wird die Fossa olecrani durch Erguß und Entzündungsgewebe aufgefüllt. Die Extension ist nur noch erschwert möglich. Schnell kommt es zu einer schmerzbedingten Flexionsstellung des Ellbogengelenks und somit zu einem muskulären Ungleichgewicht. Die Beugemuskulatur, vor allem M. brachialis und M. brachioradialis, wird hyperton, die Strecker, insbesondere der M. triceps brachii, dagegen hypoton. Eine Einschränkung von Pro- und Supination ist nicht zwingend und erst dann zu erkennen, wenn auch Flexion und Extension behindert sind.

Allgemeine Hilfen und Hilfsmittel
- Entlastende Hilfen:
  - Muff, Oberteile mit Vordertaschen, weite Hosen- und Jackentaschen

- Dreieckstücher, Unterarmschlingen (nur in sehr akuter Phase und möglichst kurz benutzen, da keine langfristige Ruhigstellung zu empfehlen ist)
    - Lenkerhöhe und -abstand der Gehhilfen dem Ellbogenbefund anpassen
- Ellenbogenschoner bei Benutzung von neuen Fahrzeugen oder dem Gehenlernen anziehen (vor allem in der akuten Phase)
- Zusätzliche Gewichte wie z. B. Taschen, Einkaufskörbe sollten vermieden werden; dafür Einsatz von Rucksack und Schulranzen möglich
- Gipslagerungsschalen (in maximal möglicher Extension von ventral angebracht, Neutralstellung in Bezug auf Pro- und Supination, gute Polsterung, kein Druck auf das Olekranon)
- Bei betroffenen akuten Ellbogengelenken sind Unterarmgehstützen kontraindiziert. Ist jedoch aufgrund akuter Gelenke der unteren Extremität eine Entlastung dringend erforderlich, empfiehlt es sich, kanadische Stöcke bzw. Achselstützen einzusetzen.

Physiotherapie Behandlungskonzept siehe ◘ Tab. 1.2; mögliche Therapieformen bzw. Anwendungsspektrum siehe ◘ Tab. 1.1.

Empfohlene Therapieformen

- Akut: Krankengymnastik, manuelle Lymphdrainage, Kältetherapie und ergänzend optional: Bewegungsbad, klassische Massage, Lymphtape
- Chronisch: Krankengymnastik, manuelle Therapie, Wärmetherapie, PNF und ergänzend optional: Bewegungsbad, klassische Massage, kinesiologisches Tape.

Handgelenk

Befund Verbale und nonverbale Ausweichstrategien bzw. Verhaltensänderungen: Vermeiden von Stützfunktion, z. B. Krabbeln, evtl. Porutschen. Stützt auf überstreckten Fingergrundgelenken oder in Fausthaltung, hat Schwierigkeiten sich selbst vollständig anzuziehen (besonders Socken und Knöpfe), umgeht Schieben von schweren oder großen Gegenständen, vermeidet schwere Gegenstände zu tragen. Kann sich nicht gut Festhalten,

z. B. Schaukel, oder Hochziehen. Vermeidet Wurf- und Fangspiele, Schwierigkeiten beim Greifen oder Halten von Gegenständen, z. B. Stift, oder greift in der Schonhaltung. Verlangsamte Schreibgeschwindigkeit und unflüssiges Schriftbild. Vermeidet generell den Einsatz der betroffenen Hand. **Schonhaltung:** leichte Palmarflexion und Ulnarabduktion

Inspektion

- Schwellung (dorsal des Handgelenkes oder auf dem Handrücken)
- Rötung oder glänzende Haut
- Überwärmung
- Atrophie (besonders der Handextensoren und Mm. interossei)
- Achsenabweichung

Tests

- Schnelltest (◘ Tab. 1.4)
- Gelenkmessung nach Neutralnullmethode (Ausgangsstellung: Sitz mit Flexion im Ellenbogen und unterlagertem Unterarm)
    - Flexion/Extension 80–90°/0°/90°
    - Ulnarabduktion/Radialabduktion 40°/0°/25°. Bei nicht vollständig erreichtem Bewegungsausmaß sollte man zum Test am Ende der Bewegung passiv nachfedern.
- Überprüfung der Muskellänge der Handflexoren
- Phalen-Test zum Ausschluss eines Karpaltunnelsyndroms
- Gaenslen-Test

Sonstiges

- Palpation der Sehnenfächer der Handextensoren
- Kapselmuster
    - Mediokarpalgelenk: Dorsalextension
    - Radiokarpalgelenk: Palmarflexion
- Beobachtung der Spontanmotorik

Folgen Entweder vermeiden die Kinder es, an der betroffenen Hand eine Stützfunktion zu übernehmen, oder sie stützen auf überstreckten Fingergrundgelenken oder auf den proximalen Phalangen einer gefausteten Hand. Die Kinder sind bemüht, das radialgewanderte Greifzentrum der Finger beizubehalten. Im Handgelenk ist es ihnen nicht mehr möglich, die Mittelstellung bezüglich der Abduktion zu halten, die Hand weicht nach ulnar ab. Feinmotorische Tätigkeiten werden zunehmend in Palmarflexion und Ulnarabduktion ausgeführt. Häufig entwickelt sich hieraus eine kindliche Handskoliose (Mittelhand ulnar, Finger radial), die sich von dem Erscheinungsbild der Handskoliose bei Erwachsenen unterscheidet. Auch ein Abrutschen des Handkarpus nach palmar kann die Folge sein (Stufenbildung). Additiv oder singulär kann eine Tenosynovitis der Handextensoren in Erscheinung treten. Besteht eine chronische Arthritis am Handgelenk, so können Wachstumstörungen – besonders in Form eines verminderten Längenwachstums der Ulna – aufgrund der Entzündungsreaktion an sich oder durch Inaktivität resultieren. Die oben genannten Faktoren führen zu einer muskulären Dysbalance, die einen Circulus vitiosus auslösen.

Allgemeine Hilfen und Hilfsmittel

- Entlastende Hilfen: Kleidung: Oberteil mit Vordertasche, weite Hosentaschen, Jackentaschen, Muff, kurzfristige Entlastung über Dreieckstuch
- Fahrzeuge, z. B. Fahrrad, wenn das Armgewicht vorrangig abgegeben werden kann und keine forcierte Stützaktivität erforderlich macht. Lenkerstange so breit und hoch wählen, dass die Hände möglichst achsen- und funktionsgerecht eingesetzt werden können; spezielle Anpassung der Griffe von Dreirad, Roller, Fahrrad etc.
- Ellbogen-/Handschoner (z. B. von Inlinern etc.) sollten beim Üben mit neuen Fahrzeugen oder beim Erlernen des Gehens prinzipiell getragen werden
- Handschienen als Funktionsschienen und/oder Lagerungsschienen
- Feinmotorik: dicke Stifte, Stiftverbreiterungen, breite Bändel; Kordelschlaufen an Zipper, Klettverschlüsse an Schuhen; spezielle Verbreiterungen für feinmotorisches Handwerkszeug
- Spielzeug mit leichtem Gewicht und breitem Griff. Bei akuten Gelenken kühle Spielmaterialien verwenden, z. B. Knete, Teig, Kastanien; bei chronischen Gelenken warme Spielmaterialien, z. B. Sand

- Gute Sitzposition auf Stühlen: Winkel zwischen Becken und Oberschenkel sollte ≥90° sein. So kann ein Sitz auf den Sitzbeinhöckern und das Sitzen und Aufstehen mit aufgerichteter Wirbelsäule ermöglicht werden. Die Füße müssen planen Bodenkontakt haben.
- Sind Gehhilfen wegen einer Entzündungsaktivität in der unteren Extremität erforderlich, sollten keine Unterarmstützen, sondern kanadische Stöcke bzw. Achselstützen verwendet werden.

Therapie Ergotherapie ► Kap. 1.3; Physiotherapie: Behandlungskonzept siehe ◘ Tab. 1.2; mögliche Therapieformen bzw. Anwendungsspektrum siehe ◘ Tab. 1.1.

Empfohlene Therapieformen

- Akut: Krankengymnastik, Bobath, manuelle Therapie (Piccolotraktion), manuelle Lymphdrainage, Kältetherapie, Ultraschall gepulst, Scenar-Therapie.
- Chronisch: Krankengymnastik, Bobath/Vojta/PNF, manuelle Therapie, Wärmetherapie, kinesiologisches Taping und optional ergänzend KG-Gerät an Seilzügen

Finger und Daumen

Befund Verbale und nonverbale Ausweichstrategien bzw. Verhaltensänderungen: Stützen wird vermieden. An- und Ausziehen, z. B. Knöpfe und Reißverschluss, bereiten Schwierigkeiten. Tragen schwerer Gegenstände, z. B. Taschen, ist schmerzhaft. Greifen und Halten kleiner, schmaler Gegenstände, z. B. Radiergummi, Stift, ist erschwert. Schreibfluss und -geschwindigkeit sind beeinträchtigt.

Schonhaltungen

- Fingergrundgelenke: Flexion
- Proximale Interphalangealgelenke (PIP): Flexion
- Daumengrundgelenk: Flexion. Kompensatorisch: Hyperextension des Daumenendgelenkes
- Flexotenosynovitits: Flexion aller drei Gelenke

Inspektion

- Schwellung (an den Gelenken oder palmar im Sehnenscheidenbereich)

- Rötung oder glänzende Haut
- Überwärmung
- Achsenabweichung

Tests
- Schnelltest (◘ Tab. 1.4)
- Palpation: Krepitationen im Sehnenscheiden-bereich: Flexotenosynovitis

Sonstiges
- Kapselmuster
  - Fingergrundgelenke: Dorsalextension
  - Fingermittelgelenke: Dorsalextension
  - Fingerendgelenke: Dorsalextension
  - Daumensattelgelenk: Abduktion
- Beobachtung der Spontanmotorik

Folgen Bei einer Flexotenosynovitis kommt es zu einer deutlichen palmaren Schwellung. Der gesamte Finger wird in Flexion gehalten (▶ Kap. 1.3).

Allgemeine Hilfen und Hilfsmittel (▶ Kap. 1.3)
- Fahrzeuge, z. B. Fahrrad, wenn das Armgewicht vorrangig abgegeben werden kann und keine forcierte Stützaktivität erforderlich macht. Lenkerstange so breit und hoch wählen, dass die Hände möglichst achsen- und funktionsgerecht in Einsatz gebracht werden können. Spezielle Anpassung der Griffe von Dreirad, Roller, Fahrrad
- Ellbogen-/Handschoner, z. B. von Inlinern etc., sollten beim Üben mit neuen Fahrzeugen oder beim Erlernen des Gehens getragen werden
- Feinmotorik: dicke Stifte, Stiftverbreiterungen, breite Bändel/Kordelschlaufen an Zipper, Klettverschlüsse an Schuhen. Spezielle Verbreiterungen für feinmotorisches Handwerkszeug
- Spielzeug mit leichtem Gewicht und breitem Griff (z. B. Puzzle). Bei akuten Gelenken kühle Spielmaterialien verwenden, z. B. Knete, Teig, Kastanien; bei chronischen Gelenken warme Spielmaterialien, z. B. Sand
- Sind Gehhilfen wegen einer Entzündungsaktivität in der unteren Extremität erforderlich, sollten keine Unterarmstützen, sondern kanadische Stöcke bzw. Achselstützen verwendet werden.

Therapie Ergotherapie ▶ Kap. 1.3; Physiotherapie: Behandlungskonzept siehe ◘ Tab. 1.2 mögliche Therapieformen bzw. Anwendungsspektrum siehe ◘ Tab. 1.1.

Empfohlene Therapieformen unsererseits
- Akut: Krankengymnastik, Bobath, manuelle Therapie, Kältetherapie, manuelle Lymphdrainage, Ultraschall gepulst
- Chronisch: Krankengymnastik, Bobath/Vojta/PNF, manuelle Therapie, Wärmetherapie, Scenar-Therapie.

Besondere Verlaufsformen
Enthesitisassoziierte Verlaufsform
Bei dieser Form der Arthritis sind die Sehnen-, Bänder-, Faszien und Kapselansätze an knöchernen Strukturen besonders der unteren Extremität betroffen. Oft tritt auch eine Entzündung im Bereich des Kalkaneus ein. Aus diesem Grund ist hierbei darauf zu achten, dass stets ein Schuhwerk getragen wird, dass besonders im Fersenbereich eine gute Passform hat und keine zusätzliche Reibung hervorruft. In der akuten Phase der Entzündung ist aus physiotherapeutischer Sicht die Therapie der Wahl gepulster Ultraschall oder Scenar-Therapie und eine individuelle Schaleneinlagenversorgung in Sonderanfertigung mit zusätzlich eingearbeitetem Fersenpolster. »Lose« Fersenkissen haben sich nicht bewährt, evtl. können Pufferabsätze verwendet werden. Um den Reiz an den knöchernen Strukturen zu reduzieren, sollte prinzipiell die Gehstrecke kurz gehalten (Schonung) und die Aktivität minimiert werden (auch kein Sport!).

Ist der Entzündungszustand abgeklungen, empfiehlt es sich, bei der Steigerung der Belastung und beim Sport vorübergehend eine ergänzende passive Stabilisierung mit z. B. Achillo-Hit oder mittels »Tapen« vorzunehmen. (Mögliche Therapieformen bzw. Anwendungsspektrum sind in ◘ Tab. 1.1 aufgeführt.)

Empfohlene Therapieformen
- Akut: Scenar-Therapie, Ultraschall gepulst, Krankengymnastik, Bewegungsbad, Kältetherapie und ergänzend optional: myofasziale Releasetechnik, klassische Massage
- Chronisch: Scenar-Therapie, Ultraschall gepulst, Krankengymnastik, Bewegungsbad,

Wärmetherapie, myofasziale Releasetechnik, KG-Gerät und ergänzend optional: klassische Massage

Dermatomyositis

Wegen des schleichenden Beginns und der großen Variabilität der Symptome gilt es bei dieser Erkrankung besonders wachsam für die aktuelle Situation zu sein. Ansonsten kann eine Verschlechterung leicht als mangelnde Kooperationsbereitschaft fehlgedeutet werden.

Befund Verbale und nonverbale Ausweichstrategien bzw. Verhaltensänderungen: Lustlosigkeit, Reizbarkeit, Appetitlosigkeit, Schluckstörungen, Sprachauffälligkeiten. Bewegungsabläufe wie Aufstehen, Hinsetzen, Treppensteigen wirken grobmotorisch oder gelingen nicht mehr. Positives Gowers-Zeichen, in Rückenlage kann der Kopf nicht mehr angehoben werden.

Um den Verlauf zu beurteilen, ist ein regelmäßiger Ganzkörperstatus zu erheben. Beurteilt werden die Haut, das Bindegewebe, die Gelenkbeweglichkeit und vor allem aber die Muskulatur mit einer genauen Muskelprüfung:

- Inspektion: Konturveränderung des Muskelreliefs
- Bewegungsprüfung: isotonische Muskeltests auf Kraft, Stufe 0–5 nach Janda (wichtig: Um Ausweichbewegungen und somit Messungenauigkeiten zu vermeiden, ist auf eine korrekte Ausgangsstellung und gute Fixation des proximalen Gelenkpartners zu achten.)
- Passive Bewegungsprüfung auf Muskelverkürzung, eingeschränkte Palmarflexion (!) bei Betroffenheit der Hände
- Palpation der völlig entspannten Muskulatur: Tonus? Druckschmerz?
- Umfangmessungen

Eventuell erforderliche allgemeine Hilfen und Hilfsmittel

- Entlastende Hilfen: Hand-/Fingerschienen (► Kap. 1.3)
- Fahrzeuge, um längere Distanzen zu überwinden, z. B. Fahrrad, Roller

- Spezielle Hilfen für die Feinmotorik: Stift, Essbesteckverbreiterung, Klettverschluss an Schuhen, spezielle Scheren
- Doppelte Schulbücherausführung
- Gipslagerungsschalen (kein Quengeln!)
- Laptop als Schreibmedium
- Atemhilfsmittel (Blubbern, Flutter)

Physiotherapie Hauptziele sind Schmerzreduktion, Erhalt bzw. Verbesserung sowohl der Beweglichkeit von Haut und Muskeln als auch der Muskelkraft (Behandlungskonzept siehe ◘ Tab. 1.2).

> **Im akuten Entzündungszustand keine bewegungs- und kraftverbessernden Übungen durchführen!**

Empfohlene Therapieformen

- Akut: Krankengymnastik, myofasziale Releasetechnik, Schlingentisch, Bewegungsbad (nur bei reizloser Haut!), manuelle Lymphdrainage ohne Kompression, PNF ohne Widerstand, ggf. Atemtherapie, und ergänzend optional: Entspannungstechniken, Castillo Morales im orofazialen Bereich
- Chronisch: Akute und gerätegestützte Krankengymnastik (nicht forciert) und Vojta/Bobath

Systemischer Lupus erythematodes

Beim systemischem Lupus erythematodes stehen Müdigkeit und Allgemeinsymptome wie Abgeschlagenheit im Vordergrund der unspezifischen Beschwerden. Durch Balneotherapie und Bewegungstherapie lassen sich diese Symptome physikalisch behandeln.

Bei einer Arthritis werden die gleichen Therapien wie bei der JIA angewandt. Stehen Arthralgien und/oder Myalgien im Vordergrund der Beschwerden, dann kann durch Massage und Lymphdrainage eine Beschwerdelinderung erreicht werden. Auch die TENS kommt als lokale Schmerztherapie in Betracht, z. B. bei Kopfschmerzen im Rahmen der Grunderkrankung.

Bei ausgeprägter Raynaud-Symptomatik kann durch die Applikation von lokaler Wärme – Elektrotherapie, evtl. TENS-Therapie und hydroelektrische Bäder – eine Durchblutungssteigerung erreicht werden. Kontraindiziert ist eine Thermotherapie jedoch bei Vorliegen einer floriden Vaskulitis.

◘ Tab. 1.5. Empfohlene Therapiemaßnahmen bei Sklerodermie. Um keinen erhöhten Reiz zu setzen, dürfen die Behandlungstechniken nicht forciert eingesetzt werden!

Phase	Ziel	Empfohlene Therapieformen
Ödematöse Phase	Reduktion der Schwellung	Manuelle Lymphdrainage, 3–5 Mal/Woche ohne Kompression (Földi u. Kubik 2002)
Übergangsphase und sklerotische Phase	Verbesserung des Lymphabflusses, Lockerung des Gewebes	Manuelle Lymphdrainage (ohne Kompression und mit vorsichtigen gewebsmobilisierenden Griffen) Mäßige Wärmebehandlung
	Vermeidung u. Reduzierung von Kontrakturen	Krankengymnastik Schlingentisch Bewegungsbad
	Erhalt/Verbesserung von Kraftausdauer und Koordination	Krankengymnastik KG-Gerät PNF
	Reduzierung der Fibrotisierung	Myofasziale Releasetechnik Bindegewebsmassage Klassische Massage UVA1-Bestrahlung im orofazialen Bereich Castillo Morales
	Gelenkmobilisation	Manuelle Therapie
	Erhalt/Verbesserung der Atemfunktion	Atemtherapie

Sklerodermie

Physiotherapie ist ein wichtiger Bestandteil in der Behandlung und Begleitung von Patienten mit Sklerodermie. Um den Verlauf beurteilen zu können, sollte regelmäßig sowohl ein Ganzkörperstatus mit Beurteilung von Haut und Bindegewebe, Überprüfung der Gelenkbeweglichkeit und Funktionalität als auch Umfangmessungen an den Weichteilen der Extremitäten durchgeführt werden (Behandlungskonzept siehe ◘ Tab. 1.2).

In der ödematösen Phase steht die Reduktion der Schwellung im Vordergrund. In der Übergangsphase und der sklerotischen Phase liegt der therapeutische Schwerpunkt auf Erhalt bzw. Verbesserung der Beweglichkeit von Haut und Bindegewebe (◘ Tab. 1.5).

Eventuell erforderliche allgemeine Hilfen und Hilfsmittel

- Fahrzeuge, um längere Distanzen zu überwinden (z. B. Fahrrad, Roller)
- Spezielle Schuhversorgung, um die Abrollbewegung zu unterstützen
- Beinlängenausgleich
- Gipslagerungsschalen (kein Quengeln!)
- Hand-/Fingerschienen (▶ Kap. 1.3)
- Spezielle Hilfen für die Feinmotorik: Stift, Essbesteckverbreiterung, Klettverschluss an Schuhen, spezielle Scheren
- Laptop als Schreibmedium
- Atemhilfsmittel (Blubbern, Flutter)

Sharp-Syndrom (»mixed connective tissue disease«)

Eine ausgeprägte Arthritis und Kontrakturen der Fingergelenke sind bei dieser Erkrankung häufig und im Spätstadium relativ therapieresistent. Eine frühzeitige effektive Physiotherapie und Ergotherapie mit Hilfsmittelversorgung (Handfunktions- und Lagerungsschienen, Fingerorthesen) kann die Beweglichkeit der Gelenke verbessern. Im akut entzündlichen Stadium wird die Kryotherapie konsequent eingesetzt, zur Schmerzbehandlung auch die TENS-Therapie in Kombination mit der Bewegungstherapie. Bei entzündlicher Sehnenbeteiligung ist auch die Iontophorese und Phonophorese oder Scenar-Therapie begleitend sinnvoll.

Sind im Rahmen der Grunderkankung bereits trophische Störungen aufgetreten, ist eine Lymphdrainage evtl. in Kombination mit Massage zu empfehlen. Eine Myopathie im Rahmen der Grunderkrankung kann mit Elektrotherapieverfahren behandelt werden.

Nichtrheumatische Ursachen von Arthralgien und Arthritiden – Hypermobilitätssyndrom

Eine Überbeweglichkeit kann Probleme in der Statik und Dynamik auslösen. Aus diesem Grund ist das Risiko für traumatische Läsionen, Reizzustände von Sehnen und Kapseln, Abweichungen des Achsenskeletts und degenerative Beschwerden erhöht. Ziel der Physiotherapie ist bei diesem Krankheitsbild, ein in der Statik und Dynamik stabilisierendes Muskelkorsett aufzubauen, unter Berücksichtigung des Gelenkschutzes. Das Anbahnen physiologischer Bewegungsabläufe und das muskuläre Auftrainieren findet somit stets unter Beachtung der Gelenkachsen statt. Hier kann ein kinesiologisches Tape z. B. in der Anlage einer funktionellen Technik hervorragend zum Einsatz gebracht werden, beispielsweise um eine Hyperextension im Kniegelenk oder Ellenbogen mit Überlastung der dorsalen Gelenkstrukturen zu reduzieren.

Besteht ein akuter oder chronischer Reizzustand, dann entsprechen die empfohlenen physiotherapeutischen Maßnahmen denen bei der juvenilen idiopathischen Arthritis. Ansonsten sind KG-Gerät und andere muskelkorsettaufbauende Therapieformen empfehlenswert.

Sportliche Betätigung kann empfohlen werden; bei der Auswahl der Sportart muss darauf geachtet werden, dass keine deutliche asymmetrische Belastung erfolgt und dass die Beweglichkeit nicht gefördert wird. Die Belastung sollte möglichst achsengerecht sein (◘ Tab. 1.3)

Schmerzverstärkungssyndrome

In der Physiotherapie gibt es im Umgang mit dem Schmerz bei Schmerzverstärkungssyndromen derzeit zwei völlig kontroverse Behandlungsprinzipien (▶ Kap. 1.1.1). Ziel beider Prinzipien ist es, eine Normalisierung des Schmerzempfindens zu erlangen. Wichtig in der Betreuung von Patienten mit Schmerzverstärkungssyndromen ist, dass alle Beteiligten stets »an einem Strang« ziehen. Dies macht eine überdurchschnittlich gute und enge interdisziplinäre Teamarbeit mit Feed-back-Besprechungen in kurzen Zeitintervallen (in der Akutphase möglichst täglich) unabdingbar.

Generalisiert: Beispiel Fibromyalgie

Die Physiotherapie übernimmt in der Behandlung von Fibromyalgiepatienten den körperlichen und spannungsregulierenden Part. Mit verschiedenen Techniken versucht man das Körperschema positiv zu beeinflussen. Des Weiteren sollen die Patienten aus ihrem »Schmerzschneckenhaus« herausgelockt werden und wieder Freude an passiver und aktiver Bewegung erlangen. Aus unserer Sicht wirkt sich die Kombination von Einzeltherapie und Teilnahme an sportlichen Aktivitäten in der Gruppe sehr positiv aus. Anfangs eignet sich eine Teilnahme an einer krankheitsspezifischen Sportgruppe. Später ist der Mannschaftssport mit Gleichaltrigen prinzipiell empfehlenswert, wobei kein zu hohes Verletzungsrisiko bestehen sollte.

Eine Regulierung der Gesamtkörperspannung kann durch den Einsatz von Entspannungstechniken (▶ Kap. 1.1.1) und eines Galileo-TM-Traininggerätes (s. unten) unterstützt werden. Bei der Auswahl der Technik sollte der Patient entscheiden, welche Form ihm zusagt. Aus unserer Erfahrung ist die progressive Muskelentspannung nach Jacobsen eine häufig gewählte Form.

Lokal: Beispiel sympathische Reflexdystrophie

Aus Sicht der Physiotherapie ist das »chronic regional pain syndrome« (CRPS 1) ein sehr komplexes und zeitintensives Krankheitsbild. Je nach Stadium und Ausprägung der Kardinalsymptome werden die therapeutischen Behandlungsformen gewählt und gewichtet. Sportliche Aktivitäten sollten so ausgewählt werden, dass keine einseitige Belastung erfolgt (erhöhte Gefahr der Überlastung) und das Verletzungsrisiko gering ist (▶ Kap. 1.1.1).

Des Weiteren weist die Anwendung eines **Galileo-TM-Traininggerätes** nach unserer persönlichen Erfahrung positive Effekte auf. Das Galileo-TM-Traininggerät arbeitet mit seiner Plattform wie eine Wippe mit einer Amplitude von 0–6 mm (entspricht einem Hub von 0–12 mm) und kann in der Frequenz von 5–30 Hertz variiert werden. Die patentierte Bewegungsform des Galileotrainings ist aufgrund der Wippfunktion eine teilweise Kreisbewegung, welche die linke bzw. rechte Körperhälfte abwechselnd und gegenläufig bezüglich der Beuger- und Streckermuskulatur trainiert. Abhängig vom Frequenzbereich dominiert eine Detonisierung oder Aktivierung der Muskulatur. Das aktive Training ruft u. a. eine deutliche Durchblutungssteigerung hervor, was sich insbesondere im Bereich der lokalen Schmerzverstärkungssyndrome positiv auswirkt. Ist die untere Extremität betroffen, wird meistens im Stand trainiert; bei Erkrankung der oberen Extremität wird ebenfalls direkt – die Hände werden auf die Trainingsplattform gesetzt – trainiert. Bei generalisierten Schmerzverstärkungssyndromen hat ein Training auf der schwenkbaren Behandlungsliege mit einer detonisierenden Frequenz positive Resonanz, ergänzt durch Entspannungstechniken wie z. B. progressive Muskelentspannung nach Jacobsen. Eine sorgfältige Anamnese und Beobachtung bzw. Korrektur während des Trainings ist Grundvoraussetzung jeder Anwendung.

Stadium I (akute Phase). In diesem Stadium sind Beratung und Anleitung wichtig, um ein Anschwellen der betroffenen Extremität zu verhindern, den venösen und lymphatischen Abfluss zu unterstüt-zen und eine Schmerzverstärkung zu vermeiden (◘ Tab. 1.6).

— Hilfen: Muff, Oberteil mit Vordertasche; Dreieckstuch; weite Hosen- und Jackentaschen; keine enge bzw. einschnürende Kleidung (z. B. BH-Träger, Unterhose, Strümpfe) oder Schmuck an der betroffenen Extremität; passendes und gutes Schuhwerk; Fahrrad, Sitzroller; Unterarmgehstützen

◘ **Tab. 1.6.** Empfohlene Therapieformen in der akuten Phase

Ziel	Therapieform
Beratung, Anleitung, Aktivierung der Muskelpumpe, Erhalt der Beweglichkeit	Krankengymnastik (inkl. Gangschule)
Lokales Training des Vegetativums (Gefäßtraining)	Wechselreize, z. B. warm/kalt mit geringer Amplitude
Reduzierung des Ödems	Manuelle Lymphdrainage (in der Regel ohne nachfolgende Kompression)
Schmerzreduzierung	Kältetherapie (nur milde Kälte und lange Anwendungsdauer)

◘ **Tab. 1.7.** Empfohlene Therapieformen in der dystrophen Phase

Ziel	Empfohlene Therapieform
Desensibilisierung der betroffenen Extremität	Krankengymnastik
Schmerzreduzierung	Kälte-/Wärmetherapie (nur milde Kälte/Wärme) TENS (Kesler et al. 1988)
Erhalt bzw. Verbesserung der Gelenkbeweglichkeit, Funktionalität und Muskelkraft, Kraftausdauer	Krankengymnastik Bewegungsbad KG-Gerät (kein forciertes Training!)
Lokales Training des Vegetativums (Gefäßtraining)	Wechselreize, z. B. warm/kalt mit zunehmender Amplitude
Regulierung des Spannungszustandes	Entspannungstherapie
Homogenisierung des Körperbildes	Krankengymnastik Entspannungstherapie
Reduzierung des Ödems	Manuelle Lymphdrainage (in der Regel ohne nachfolgende Kompression)

☐ Tab. 1.8. Empfohlene Therapieformen in der atrophen Phase

Ziel	Empfohlene Therapieform
Verbesserung der Gelenkbeweglich-keit	Krankengymnastik Manuelle Therapie (nicht forciert!) Bewegungsbad
Verbesserung der Durchblutung	Wärmetherapie (nur milde Wärme) Bewegungsbad CO_2-Bäder (Földi u. Kubik 2002)
Verbesserung der Muskelkraft/Kraft-ausdauer	Krankengymnastik KG-Gerät (kein forciertes Training!)

- Lagerung: die betroffene Extremität sollte möglichst in einer abflussfördernden Position gelagert oder gehalten werden.
- Bewegung: Die betroffene Extremität sollte unbedingt, aber nicht forciert, aktiv bewegt werden. Statische Arbeiten wie z. B. langes Stehen sollten vermieden werden. Eine Ruhigstellung fördert eine dystrophe Entwicklung (Mucha 1995)

Stadium II (dystrophe Phase). In diesem Stadium steht die Schmerzbeseitigung oder -reduzierung, das Entgegenwirken der Muskelatrophie und somit auch der Erhalt der Funktionalität im Vordergrund (☐ Tab. 1.7).

Stadium III (atrophe Phase). Hier liegt der Schwerpunkt in der Verbesserung der Gelenkbeweglichkeit und -funktionalität, Minimierung der Muskelatrophie und Vermeidung einer Osteoporose (☐ Tab. 1.8).

Wir bedanken uns herzlich für die freundliche Unterstützung und Bereitstellung von Materialien bei Fa. Maisch, Fa. Holz-Hoerz, Fa. Kokua, Fa. Nic.

Literatur

Castillo Morales R (1998) Die orofaziale Regulationstherapie, 2. Aufl. Pflaum, München
Földi M, Kubik S (2002) Lehrbuch der Lymphologie, 5. Aufl. Urban & Fischer, München
Götz-Neumann K (2011) Gehen verstehen. Thieme, Stuttgart
Hartmannsgruber R, Wenzel D (1999) Physiotherapie Pädiatrie, Bd 12. Thieme, Stuttgart
Kapandji IA (2001) Funktionelle Anatomie der Gelenke. Enke, Stuttgart
Kesler RW et al. (1988) Reflex symphatetic dystrophy in children: treatment with transcutaneous electric nerve stimulation. Pediatrics 82: 728–732
Mucha C (1995) Algodystrophie. In: Schmidt L et al. (Hrsg) Lehrbuch der physikalischen Medizin und Rehabilitation. Fischer, Frankfurt
Saurat C (1992) Behandlung mit dem Schlingenkäfig. Eular, Basel
Sherry D (2001) Diagnosis and treatment of amplified musculoskeletal pain in children. Clin Exp Rheumatol 19: 617–620
Spamer M, Häfner R, Truckenbrodt H (2001) Physiotherapie in der Kinderrheumatologie. Pflaum, München
Wahn V et al. (2001) In: Rheumatische Erkrankungen im Kindes- und Jugendalter. Hans Marseille, München
Zukunft-Huber B (2005) Der kleine Fuß ganz groß. Urban & Fischer, München

1.2 Physikalische Therapie bei juveniler idiopathischer Arthritis und Kollagenosen

G. Ganser

Die physikalischen Therapieverfahren haben einen wichtigen Stellenwert im Konzept der Behandlung von juvenilen Arthritiden (☐ Tab. 1.9) und von Kollagenosen (☐ Tab. 1.10). Sie sollten bereits frühzeitig neben der medikamentösen Therapie zur Entzündungshemmung, Bewegungserweiterung, Schmerzbehandlung sowie Wachstumslenkung bei entzündlich bedingten Wachstumsstörungen eingesetzt werden (Fricke 1996).

Die physikalischen Maßnahmen orientieren sich an der Erkrankung, dem Alter des Patienten und erfordern häufig spezielle Erfahrungen des Therapeuten im Umgang mit chronisch kranken Kindern und Jugendlichen und mit der Manifestation der entzündlichen Erkrankungen des Bewegungsapparates in diesen Altersgruppen (Ganser 2002).

☐ **Tab. 1.9.** Physikalische Therapie bei juveniler idiopathischer Arthritis

	Oligoarthritis		A. mit Enthesis	Poly-arthritis	Psoriasis-A.	Syst. A.
	»persistent«	»extended«				
Kältekammer	++	++	++	++	++	++
Kaltluft	++	++	++	++	++	++
Eispackungen	++	++	++	++	++	++
Bewegungsbad	+	++	++	++	++	++
Wärme	(+)	(+)	+	+	+	(+)
Massage	(+)	(+)	(+)	(+)	(+)	(+)
Man. Lymphdrainage	(+)	(+)	(+)	(+)	(+)	(+)
Interferenzstrom	(+)	(+)	(+)	(+)	(+)	(+)
Iontophorese	(+)	(+)	+	(+)	(+)	+
Phonophorese	(+)	(+)	+	(+)	(+)	+
TENS	(+)	(+)	+	+	(+)	+

☐ **Tab. 1.10.** Physikalische Therapie bei Kollagenosen

	SLE	MCTD	JDM	JSCL	Vaskulitis	SJIA
Kältekammer	(+)	+	(+)	0–	0–	++
Kaltluft	(+)	+	(+)	0–	0–	++
Eispackungen	(+)	+	0–	0–	0–	++
Bewegungsbad	+	+	++	++	+	++
Wärme	+	+	+	++	(+)	(+)
Massage	+	+	(+)	+	(+)	(+)
Manuelle Lymphdrainage	+	(+)	+	++	(+)	(+)
Interferenzstrom	(+)	+	+	+	(+)	(+)
Iontophorese	(+)	(+)	(+)	(+)	(+)	+
Phonophorese	(+)	(+)	(+)	(+)	(+)	+
TENS	+	+	+	+	(+)	+

Schwerpunktmäßig werden die physikalischen Therapieverfahren wie folgt eingesetzt:
— Kryotherapie bei akuten Gelenkentzündungen der peripheren Gelenke und der Wirbelsäule
— Hydrotherapie und Thermotherapie als Bewegungsbad in warmem Wasser zur Muskelentspannung und Gelenkentlastung
— Elektrotherapie zur Schmerzbehandlung, Muskelentspannung und Entzündungsbehandlung bei Enthesopathien
— Phonophorese zur Entzündungsbehandlung bei Enthesopathien
— Massagen zur Muskelentspannung bei weichteilrheumatischen Prozessen

- Lymphdrainage zur Behandlung lokaler entzündungsassoziierter Ödeme und Verbesserung der lokalen Stoffwechselprozesse

1.2.1 Kryotherapie

Bereits vor über 2000 Jahren verwendeten die Griechen Schnee vom Olymp zur Entzündungsbehandlung von Gelenken. Auch im Mittelalter soll die Eisbehandlung bei Entzündungen erfolgreich eingesetzt worden sein. Die Kneipp-Kaltwasserbehandlung, seit Ende des letzten Jahrhunderts ein wichtiger Bestandteil der physikalischen Therapie, dient überwiegend der Anregung des Kreislaufs. Die örtliche Kältebehandlung für die Füße und Hände hat jedoch auch antientzündliche Effekte. In den letzten Jahrzehnten ist zunehmend neben einer örtlichen auch eine systemische Kältebehandlung bei entzündlich-rheumatischen Erkrankungen eingesetzt worden. Einen nachhaltigen antientzündlichen Effekt hat die Ganzkörperkältetherapie in der Kältekammer.

Die Kryotherapie bewirkt eine Verlangsamung der Produktion von Entzündungsproteinen und führt zu einer Verminderung des Stoffwechsels im Gelenk; damit wird ein antiphlogistischer Effekt erzielt. Eine wichtige Komponente ist auch der analgetische Effekt der Kälte, wie z. B. die Anwendung von Kältesprays zur Behandlung von Sportverletzungen zeigt (Fricke 1996).

Insbesondere im akut entzündlichen Stadium ist eine intensive Kältebehandlung sinnvoll. Die Kryotherapie führt zur Linderung der entzündlichen Schwellungen, aber auch des Schmerzes und sekundär der Bewegungseinschränkungen und sollte bei akuter Entzündung häufig angewandt werden. Der Patient verspürt ein verbessertes Allgemeinbefinden und eine Funktionsverbesserung der betroffenen Gelenke.

Man unterscheidet nach der Form der Anwendungen:
- Kältekammer (Ganzkörperkältetherapie; –120 bis –170°C). Anwendungzeit 30 Sekunden bis 3 Minuten
- Kaltluftbehandlung (flüssiger Stickstoff bis –180°), setzt korrekte Anwendung voraus

- Lokale Eisbehandlung durch gestoßenes Eis (in Kunststoffbeuteln verpackt)
- Direkte Eisabreibungen (»Eis am Stiel«)
- Eis in ein Handtuch geschlagen oder feuchte Handtücher, die durch eine Salzlösung von gefrorenem Wasser lange die Kälte halten
- Industriell hergestellte Kryopacks (Gel), z. B. aus dem Kühlschrank als milde Kälte, oder gekühlte Dinkel-/Kirschkernsäckchen, Quark-/ oder Alkoholgemischumschläge

Die lokale Kaltluftbehandlung (mit flüssigem Stickstoff oder Kaltluftmaschinen) erzeugt eine örtliche Kälteanwendung bis zu –180°C und wird unter stationären Bedingungen 1–3 Mal täglich im Bereich der entzündeten Gelenke angewandt.

> **Kältepackungen geben anfangs niedrigere Temperaturen als gestoßenes Eis ab, somit besteht das Risiko einer örtlichen Unterkühlung/Erfrierung.**

Um eine effektive Unterkühlung des Gewebes und Hemmung der Enzymaktivität zu erreichen, ist eine länger andauernde Anwendung von Kälte erforderlich. Es empfiehlt sich daher, z. B. die Eisbeutel an kleinen Gelenken 5–10 Minuten, an großen Gelenken je nach Alter des Kindes bis zu 20 Minuten örtlich anzuwenden. Zum Schutz der Haut vor Erfrierungen sollte die Kälte nicht auf der ungeschützten Haut angewandt werden, sondern der Kältebeutel in einem Tuch verpackt sein.

Eine kurzzeitige Anwendung von Kälte bewirkt eine reaktive Hyperämie, die durch die Anwendung von milder Kälte vermindert werden kann. Eine länger dauernde Applikation führt auch zu einer Erschlaffung der Muskulatur, Dämpfung der Reaktionsfähigkeit der Nerven und damit zu einem analgetischen Effekt. Dieser Effekt ist bei der örtlichen Kaltluftbehandlung (bis –180°C für 2–3 Minuten) relativ ausgeprägt.

Kältekammertherapie. Die meisten Kinder können alleine oder in Begleitung eines Elternteils unter Aufsicht eines Arztes die Kältekammer besuchen. Voraussetzung ist Infektfreiheit sowie eine entsprechende Ausrüstung mit Mundschutz, Ohrschutz, Handschuhen, festem Schuhwerk, trockener Haut und trockenen Haaren, damit keine Kälteschäden entstehen. Die Patienten werden zunächst in kleinen Gruppen in einen Vorraum eingelassen. In diesem beträgt die Temperatur –60°C, eine Aufsichtsperson ist anwesend. Nach Gewöhnung an die Kälte werden die Patienten in die Hauptkammer gelassen, die mit Temperaturen von –120°C betrieben wird. Die Patienten halten sich dort 30 Sekunden bis zu 3 Minuten auf, die Zeitdauer wird je nach Verträglichkeit systematisch gesteigert. Unmittelbar nach Verlassen der Kältekammer haben etwa 90% der Patienten eine Schmerzlinderung auch an den bedeckten Gelenken. Der Langzeiteffekt der Kältetherapie hängt von der Häufigkeit der Anwendungen und der Therapiedauer ab. Er hält oft Wochen bis Monate an.

Kontraindikationen Patienten mit Hypertonie, Asthma bronchiale, peripheren Durchblutungsstörungen, zentralen Durchblutungsstörungen, Kälteurtikaria oder Kollagenosen mit Raynaud-Symptomatik sind von der Kältetherapie ausgenommen.

Häusliche Weiterbehandlung Bei guter Verträglichkeit der Kältetherapie besteht die Möglichkeit und Empfehlung, akut entzündete Gelenke auch zu Hause regelmäßig zu kühlen. Aufgrund des zeitlich begrenzten Effektes der Kältebehandlung sollte man bei akuten Entzündungen 3 Mal täglich kühlen. Bei geringer Entzündungsaktivität kann die Häufigkeit der Therapie reduziert werden.

Nach örtlich angewendeter Kältetherapie ist der Bewegungsumfang der Gelenke oft erweitert. Die darauf folgende krankengymnastische Behandlung darf nicht über die Schmerzgrenze hinausgehen; es wird deswegen auch empfohlen, die Behandlung nicht unmittelbar an die Kryotherapie anzuschließen.

1.2.2 Hydrotherapie

Über das Wasser als therapeutisches Medium lassen sich sowohl Wärmereize, Kältereize als auch hydrogalvanische Anwendungen (Reize durch elektrischen Strom) vermitteln. Dies wird bei der Anwendung hydroelektrischer Vollbäder (Stangerbäder) und Teilbäder (Vierzellen- oder Zweizellenbäder) bei weichteilrheumatischen Beschwerden, generalisierten Muskelschmerzen oder Durchblutungsstö-

rungen gezielt eingesetzt. Es wird ein konstanter Gleichstrom angewendet mit dem therapeutischen Ziel einer oberflächlichen Durchblutungsvermehrung und Schmerzminderung. Im Kindesalter werden aber am häufigsten Bewegungsbäder im warmen Wasser durchgeführt, da sie therapeutische Effekte mit Spiel und Spaß verbinden können. Ferner wird Wärme durch das Medium des Wassers sehr gut übertragen (Ganser 2002).

Einzelnen Badezusätzen werden bestimmte biologische Effekte zugeschrieben. So wirken Fichtennadel und Tonikumbad eher belebend, Arnika und Rosmarin eher beruhigend, Schwefel mindert den Schmerz, Sole oder Kohlensäurebäder sind durchblutungsfördernd.

> **Bei kleinen Kindern sind ätherische Öle (Fichtennadel, Tannennadel) als Badezusatz kontraindiziert, da die ätherischen Inhaltsstoffe Krampfanfälle begünstigen können.**

1.2.3 Thermotherapie (Wärmebehandlung)

Man unterscheidet die Anwendung von Wärme, d. h. Temperaturen von 26 bis 38°C, und von Hitze, d. h. Temperaturen über 41°C. Bevorzugt wird die Wärmebehandlung eingesetzt bei muskulär bedingten Schmerzen, Muskelverspannungen und Muskelkontrakturen, um eine Lockerung und Entspannung der Muskulatur zu erreichen. Typische Anwendungsbeispiele sind Peloidpackungen (Fangopackungen), die heiße Rolle oder erwärmbare Kissen, die mit Körnern oder Gel gefüllt sind und in der Mikrowelle auf die gewünschte Temperatur gebracht werden.

Auch das Bewegungsbad im warmen Wasser (Wassertemperatur 32°) ist eine Wärmebehandlung mit dem Ziel der Muskelentspannung, Kontrakturbehandlung und Gelenkentlastung. Man sollte darauf achten, dass die Kinder maximal 30 Minuten im warmen Wasser bleiben und möglichst unter Anleitung die betroffenen Gelenke bewegen.

Günstig ist die Abnahme der Eigenschwere durch den Auftrieb des Wassers sowie die Freude, die die Kinder beim Spielen im warmen Wasser haben. Auch Kontrakturen können durch eine regelmäßige Behandlung in warmem Wasser günstig beeinflusst werden.

Periphere Durchblutungsstörungen sowie Ernährungsstörungen der Haut oder des darunterliegenden Gewebes (trophische Störungen) werden oft durch Wärmebehandlung günstig beeinflusst. Bei peripheren Durchblutungsstörungen bietet sich auch das Warmhalten der Extremitäten an, d. h. konsequentes Benutzen von Handschuhen und warmen Strümpfen.

Eine Fingergymnastik in einem erwärmten Trägermedium wie z. B. Leinsamen oder Rapssamen wird oft als sehr angenehm empfunden und im Rahmen der Ergotherapie eingesetzt. Im inaktiven Stadium einer Entzündung ist es auch möglich, dass Patienten die Sauna besuchen. Auf die kalten Wechselbäder sollte jedoch insbesondere bei peripheren Durchblutungsstörungen verzichtet werden. Die Anwendung von Wärme ist bei akuten Entzündungen an den Gelenken kontraindiziert.

1.2.4 Elektrotherapie

Elektrische Ströme und Phonophorese (Ultraschallbehandlung) werden therapeutisch auch bei Kindern und Jugendlichen zur Schmerzlinderung, Entzündungshemmung und Verbesserung der Durchblutung von Haut und Muskulatur eingesetzt mit dem Ziel der Beschwerdelinderung und Funktionsverbesserung. Nicht alle elektrotherapeutischen Verfahren können im Kindesalter angewandt werden. Bedenken bestehen bei zu hoher Stromstärke oder Überwärmung im Bereich der Wachstumsfuge, sodass Schädigungen der Wachstumsfuge, des Knorpels oder des wachsenden Knochens entstehen können. Bei dosisangepasster Anwendung und Phonophorese mit einem festen Rhythmus zwischen Impulsen und Pausen (sog. gepulster Ultraschall) wurden diese Nebenwirkungen bisher nicht beobachtet.

Für alle dargestellten elektrotherapeutischen Verfahren gilt, dass der Erfolg erst nach einer längeren Behandlungsserie erkennbar wird und nicht bereits nach 1 oder 2 Behandlungen eintritt. Regelmäßige ärztliche Kontrolluntersuchungen dienen der Erfolgskontrolle und lassen eventuelle Nebenwirkungen, z. B. Hautreizungen frühzeitig erkennen.

Man unterscheidet in der Elektrotherapie folgende Frequenzen:

Niederfrequenz	1–1000 Hz
Mittelfrequenz	1–100 kHz
Hochfrequenz	>100 kHz

Nieder- und mittelfrequente Ströme wirken über Verschiebung elektrisch geladener Teilchen im stromdurchflossenen Gebiet. Eine relativ angenehme Anwendung niederfrequenter Ströme ist die Hochvolttherapie, die insbesondere zur Muskelentspannung eingesetzt wird und stoffwechselanregend wirkt. Mittelfrequente Ströme (1–100 kHz) wirken im wesentlichen schmerzlindernd und stoffwechselsteigernd. Sie sollen Reize für die Ernährung und den Aufbau der Muskulatur setzen und werden mitunter als unangenehm empfunden. Dies lässt sich vermeiden, indem man mehrere Frequenzen überlagert.

Hochfrequenztherapie ruft ebenso wie Ultraschall eine direkte Wärmewirkung hervor, beide wirken in der Tiefe durchblutungsfördernd. Bei der Phonophorese ist die Wärmewirkung verbunden mit einer Mikromassage des betroffenen Gebietes. Ferner kann das Einbringen eines antiphlogistischen Medikaments in tiefere Gewebeschichten durch die Iontophorese oder Phonophorese erfolgen.

Bei der Iontophorese werden unter die Elektroden antiphlogistische Medikamente (z. B. Diclofenac) aufgebracht. Die Ionen bewegen sich und dringen in die Tiefe (Iontophorese: ion = gehen/wandern, phorein = tragen). Eine klassische Indikation der Iontophorese ist die chronische Tenosynovitis.

Die Gleichstrombehandlung (Galvanisation) zeichnet sich durch Anwendung konstanter Ströme gleicher Richtung aus, die über Hautelektroden eingebracht werden. Dies kann als Längsdurchflutung (z. B. oberhalb und unterhalb des Kniegelenks), als Querdurchflutung (rechts und links des Kniegelenks) und als Iontophorese durchgeführt werden.

Die Stromanwendung erfolgt nur kurzzeitig, sie darf das Gewebe nicht zusätzlich reizen. Bei einer wenig aktiven Entzündung können höhere Stromstärken und eine längere Anwendungsdauer gewählt werden. Die Behandlung wird jedoch in größeren Abständen durchgeführt.

Transkutane elektrische Nervenstimulation (TENS).
Hierbei handelt es sich um eine Gleichstromtherapie, die den Vorteil besitzt, dass die batteriebetriebenen Geräte auch zur Heimtherapie eingesetzt werden können. Die TENS-Therapie ist in der Kinderrheumatologie noch ein relativ unbekanntes Verfahren, die meisten Erfahrungen stammen aus der Schmerztherapie.

Klassische Indikation ist dementsprechend die Schmerztherapie, z. B. zur Behandlung von entzündungsbedingten Gelenkkontrakturen, posttraumatisch oder bei weichteilrheumatischen Krankheitsbildern. Bei der TENS-Therapie werden Elektroden auf der Haut des Patienten aufgebracht, und das Entzündungsgebiet wird von Strom durchflossen. Die Stromstärke wird vom Patienten selbst gewählt. Der durch die Haut fließende Strom erzeugt ein mildes Kribbeln, Pochen oder Vibrieren und darf keinesfalls als Schmerz empfunden werden.

Ziel ist es, Nerven so zu stimulieren, dass körpereigene Schmerzimpulse nur noch abgeschwächt an das Rückenmark geleitet bzw. von dort an Schmerzzentren im Gehirn weitergeleitet werden. Für die Dauer der Anwendung wird eine Beschwerdelinderung erreicht, die oft stundenlang anhält.

Neben dieser direkten Beeinflussung der Nerven können durch die Stimulation Endorphine freigesetzt werden, welche die schmerzhemmende Wirkung verstärken und ein längerfristiges Ansprechen ermöglichen. Dieser Effekt wird vorwiegend bei niederfrequentem Reizstrom (<10 Hz) erfolgen.

Eine Behandlung ist prinzipiell an allen Gelenken möglich. Wirksam ist auch die Behandlung von Kopfschmerzen und Durchblutungsstörungen, z. B. bei Mischkollagenosen oder Sklerodermie, nach Operationen wie arthroskopischer Synovektomie, bei Narbenschmerzen, bei degenerativen Prozessen oder Chondropathia patellae, bei sog. Wachstumsschmerzen und zur Muskelstimulation. Wenig Wirkung wird bei psychosomatisch bedingten Schmerzen erzielt.

> ❯ Besonders empfehlenswert ist die Anwendung unmittelbar vor und während der Krankengymnastik, um dabei durch die Schmerzlinderung eine bessere Beweglichkeit zu erreichen.

Die TENS-Therapie wird meist mit Frequenzen zwischen 50 und 100 Hz durchgeführt. Dies führt zu einer milden Vibration. Die Anwendungsdauer beträgt ca. 30 Minuten und kann mehrfach täglich nach Bedarf erfolgen. Auch die kombinierte Anwendung beider Frequenzen (50–100 Hz, <10 Hz, Burst-Effekt) lässt sich mit einem speziellen TENS-Gerät erreichen.

Eine Anwendung bei Kindern ab ca. 4 Jahren ist nach sorgfältiger Einweisung der Eltern möglich. Die Ansprechrate scheint bei 50% zu liegen, auch bei chronischen Schmerzen noch bei 20–30%. Das Verfahren ermöglicht eine Selbststeuerung bei Schmerzen des Bewegungsapparates, ferner in Kombination mit anderen therapeutischen Verfahren eine Verbesserung der Beweglichkeit und evtl. auch eine Einsparung von Analgetika und Antiphlogistika.

1.2.5 Phonophorese (Ultraschalltherapie)

Schallwellen zwischen 16 Hz und 16 kHz sind hörbar. Über 16 kHz beginnt der Ultraschallbereich, der therapeutisch (800–1000 kHz) und diagnostisch (>2,5 MHz) genutzt werden kann.

Ultraschall wirkt therapeutisch im Sinne einer hochfrequenten Mikromassage des Gewebes. Die therapeutischen Effekte sind Analgesie, Hyperämie und Muskelentspannung. Durch Phonophorese kann neben der Schmerzlinderung und Mehrdurchblutung eine bessere Ernährung des Gewebes erreicht werden. Generelle Anwendungsbeispiele sind Arthritis, Bursitis, Tenosynovitis, Rückenschmerzen, Muskelschmerzen und Durchblutungsstörungen.

Wichtig ist, im Kindesalter nur geringe Stromstärken von 0,1 bis 0,35 W pro Quadratzentimeter einzusetzen. Bei konstantem Ultraschall kommt es zu einer vermehrten Durchblutung aufgrund der Überwärmung des Gewebes. Um dies zu vermeiden, setzt man einen gepulsten Ultraschall ein, d. h., man setzt einen Impuls von 0,5–1 Millisekunde Dauer und anschließend 9 Millisekunden Pause. Der gepulste Ultraschall führt zu einer deutlich geringeren Überwärmung des Gewebes und hat keinen schädigenden Einfluss auf Wachstumsfugen.

Die Mikromassagen mit dem Schallkopf können auf ein unruhiges Kind beruhigend wirken (Ganser 2002).

Mit der Phonophorese lassen sich auch Medikamente über die Haut in tiefergelegene Entzündungsregionen transportieren, die dort ihre Wirkung entfalten.

Kontraindikationen sind fieberhafte Allgemeinerkrankungen, eitrige Entzündungen, Fremdkörper (z. B. Metallimplantate nach Frakturen), Endoprothesen und Hautreizungen im Stromgebiet.

1.2.6 Massage

Die Massage ist eine Reiztherapie und hat ihre Indikation vorwiegend bei Muskelverspannungen und weichteilrheumatischen Beschwerden. Man unterscheidet zwischen klassischer Massage, Unterwassermassage und Bindegewebsmassage (Fricke 1996; Spamer et al. 2001).

Die Wirkung der Massage ist je nach Technik tonisierend oder detonisierend für die Muskulatur bzw. das Bindegewebe, durchblutungsfördernd und entschlackend sowie entspannend. An Grifftechniken werden Streichungen, Knetungen, Reibungen, Klopfungen, Vibrationen eingesetzt. Die Behandlung soll als angenehm empfunden werden, Schmerzen der Muskulatur und der Gelenke sind zu vermeiden.

Bei korrekter Indikation und Grifftechnik tritt eine Entspannung der Muskulatur auf. Eine schmerzbedingte Schonhaltung von Gelenken kann durch Massage aufgehoben werden. Durch die Massage darf keine Hyperämisierung entzündeter Gelenke erzeugt werden. Bei weichteilrheumatischen Beschwerden und Schmerzverstärkungssyndromen gilt die Unterwassermassage als besonders schonend und schmerzvermeidend. Die Kombination der Massage mit anderen physiotherapeutischen Anwendungen führt zu einer Verbesserung der Therapieeffekte (Ganser 2002).

1.2.7 Lymphdrainage

Bei einer Entzündung des Gewebes entsteht begleitend ein Lymphödem durch verminderte Transportkapazität der Lymphgefäße, entzündliche Hyperämie und Austritt von Entzündungsmediatoren in das Gewebe.

Der Lymphdrainage wird eine vagotonisierende Wirkung zugeschrieben, die mit einem verbesserten Lymphtransport, einer Steigerung der Eigenmotorik der kleinen Muskulatur der Lymphgefäße sowie möglicherweise einer Neubildung von Lymphgefäßen einhergehen soll.

Die Wirkung der Lymphdrainage besteht in einer Verschiebung von Gewebeflüssigkeit, Erhöhung der Lymphgefäßbewegung und -transportkapazität. Hierdurch entsteht eine Entlastung der Schmerzrezeptoren im Gewebe, eine Dämpfung der Sympatikuswirkung, evtl. auch eine Verminderung des intraartikulären Druckes (Ganser 2002; Werner et al. 1997).

Kontraindikationen für die Lymphdrainage sind akute bakterielle Entzündungen.

Literatur

Fricke R (1996) Kryotherapie. In: Adler S (Hrsg) Physikalische Therapie im Kindes- und Jugendalter, 2. Aufl. Barth, Leipzig, S. 86–95

Ganser G (2002) Physikalische Therapie bei juveniler chronischer Arthritis und Kollagenosen. Akt Rheumatol 27: 213–220

Kolster B, Ebelt-Paprotny G (1998) Leitfaden Physiotherapie, 3. Aufl. G. Fischer, Stuttgart

Spamer M, Häfner R, Truckenbrodt H (2001) Physiotherapie in der Kinderrheumatologie – das Garmischer Behandlungskonzept. Pflaum, München

Werner G, Klimczyk K, Rude J (1997) Checkliste Physikalische und rehabilitative Medizin. Thieme, Stuttgart

1.3   Ergotherapie

W. Bureck

In vielen Kliniken, Institutionen und Praxen hat die Ergotherapie im interdisziplinären Team ihren eigenständigen anerkannten Platz bei Behandlung und Hilfsmittelversorgung rheumakranker Kinder und Jugendlicher sowie der Patienten- und Elternschulung, für den Gelenkschutz und die berufliche Orientierung zur beruflichen Eingliederung und Rehabiliation.

Die Schwerpunkte der ergotherapeutischen Behandlung der juvenilen idiopathischen Arthritis (JIA) liegen in der Therapie der Hand-, Daumen- und Fingergelenke. Im Vordergrund stehen hierbei der Erhalt der Beweglichkeit, wenn nötig und möglich die Mobilisation der Gelenke, die frühzeitige Korrektur von Fehlstellungen durch Schienen, am günstigsten im Anfangsstadium, und Gelenkschutzunterweisungen. Hinzu kommt die Vermittlung von Eigentrainingsprogrammen zur Prävention bzw. Kontrakturprophylaxe unter Berücksichtigung des gelernten Gelenkschutzes. Zu den weiteren Aufgaben der Ergotherapie zählen: Hilfsmittelberatung bzw. Hilfsmittelversorgung und -training bei Einschränkungen an der oberen Extremität, Durchführung von Patientenschulungen, Eltern- und Angehörigenanleitung bzw. -beratung.

Jeder Patient wird entsprechend seiner Fähigkeiten und seines Leistungsvermögens in der Ergotherapie behandelt, wobei stets Rücksicht auf die gesamte Persönlichkeit mit ihrer geistigen, emotionalen, sozialen und körperlichen Entwicklung genommen wird.

1.3.1 Berufsbild

Ergotherapeuten (Beschäftigungs- und Arbeitstherapeuten) sind eine medizinische Berufsgruppe, die auf ärztliche Verordnung behandelt. Anwendung findet diese Therapie allgemein bei Störungen im Bereich der Motorik, der Sinnesorgane und der geistigen und psychischen Fähigkeiten.

Der Begriff »ergon« kommt aus dem Griechischen und bedeutet: Werk, Tat, Handlung, Arbeit, Schöpfung, Beschäftigung, Kunstwerk, Leistung, Verrichtung der Seele und des Körpers.

Übergeordnetes Ziel einer jeden Behandlung ist die weitestmögliche Selbstständigkeit des zu Behandelnden im täglichen Leben. Dazu zählen z. B. die Wiedereingliederung des Patienten in Schule und/oder Beruf oder die Förderung seiner Aktivität und Leistungsfähigkeit in physischer, psychischer und geistiger Hinsicht. Dies kann in Einzel- und/oder Gruppenbehandlung geschehen.

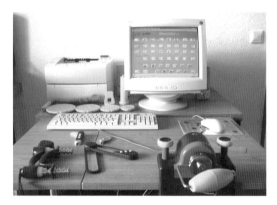

☐ **Abb. 1.9.** Digitaler Handfunktionstest

1.3.2 Befunderhebung

Neben Inspektion und Palpation der Hände des Patienten hat die standardisierte Befundung der Hand- und Fingergelenke vor Beginn und während der Therapie (bei Kindern in etwa ab dem Schulalter in dieser Form möglich) einen hohen Stellenwert. Durch eine adäquate Befundung und Verlaufskontrolle, z. B. durch normierte Tests wie Neutralnullmessmethode, Messung der Handkraft, Schmerzintensitätsmessung laut visueller Analogskala (VAS), diverse Greiftests, die computergestützt durchgeführt werden können (☐ Abb. 1.9) sowie Nachweis von Fehlstellungen (digitale fotodokumentarische Erfassung von Hand- und Fingergelenken) kann eine Veränderung der funktionellen Werte dokumentiert werden. Es hat sich außerdem gezeigt, dass sich ein Patient bzw. die Eltern durch den gemeinsamen Vergleich der funktionellen Werte des Handfunktionstests am PC-Bildschirm in ihrer Mitarbeit stark motivieren lassen. Um einen Überblick über den Gesamtzustand des Patienten zu gewinnen, ist eine Anamnese mit Diagnose, Dauer der Erkrankung, Medikamenteneinstellung, durchgeführten und evtl. geplanten Punktionen und Operationen, zur Hilfsmittel- und Schienenversorgung und nicht zuletzt zum ADL-Bereich (»activities of daily life«) inkl. Schul- und Freizeitaktivitäten notwendig.

Im Gegensatz zu Schulkindern und Jugendlichen ist es oft nicht möglich, bei Kleinkindern einen umfassenden Handfunktionstest durchzuführen. Hier

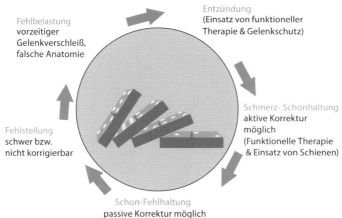

◘ Abb. 1.10. Auswirkungen des Schmerzkreislaufs auf die Gelenke (»Dominoeffekt«)

werden die Funktionen der Hand durch Beobachtung des Kindes beim Spiel wie folgt überprüft:

— Wie sieht die Beweglichkeit von Schulter, Ellenbogen, Handgelenk, Daumen und Finger bei Alltagsbewegungen aus? (Ausweichbewegungen, Achsabweichungen, Schwellungen)
— Wie stützt sich das Kind beim Spielen und Aufstehen ab? (passive und aktive dorsale Extension in den Handgelenken)
— Zeigt sich eine spontane Schmerzschonhaltung?
— Ist das Kind in der Lage, beim Spielen und Greifen das Handgelenk in der Streckung zu halten?
— Zeigt das Handgelenk in Ruhe oder bei manuellen Tätigkeiten eine Abweichung zur Kleinfingerseite?
— Zeigt sich beim Anspannen der Hand bzw. bei der Streckung der Finger eine Tendenz zur Fehlstellung der Handwurzel?
— Wie richtet sich die Handachse bei den genannten Bewegungen aus? Zeigt sich das Bild einer sog. kindlichen Handskoliose (s-förmige Fehlstellung)?
— Können die Finger die Spreizbewegung ausführen?
— Können der kleine und der große Faustschluss ausgeführt werden?
— Wie sieht die Stabilität jedes einzelnen Fingers aus?

— Sind lokale Wachstumsstörungen bzw. -rückstände festzustellen?

1.3.3 Therapie

Zu Beginn einer Therapie ist es wichtig, ein Vertrauensverhältnis aufzubauen. Schmerzen, die vom Therapeuten ausgelöst werden, würden dieses Vertrauensverhältnis gefährden, beim Patienten eine Abwehrspannung aufbauen und die unerlässliche Mitarbeit erschweren. Zudem führen Angst und Schmerzen zu einer Erhöhung des Muskeltonus. Die reflektorische Schonhaltung des Gelenks wird verstärkt und die ohnehin eingeschränkte Beweglichkeit wird zusätzlich verringert (◘ Abb. 1.10).

Die ergohandtherapeutische Behandlung bei entzündlichen Gelenkveränderungen an der Hand und/oder an den Fingergelenken sollte so früh wie möglich einsetzen. Dabei ist die Einzeltherapie einer gruppentherapeutischen Maßnahme vorzuziehen. In der Regel ist nach folgenden Richtlinien zu therapieren: Die Behandlung sollte in einer angenehmen, entspannten Atmosphäre stattfinden, die für das Alter des Kindes oder des Jugendlichen entsprechend gestaltet ist. Damit sind Spielmöglichkeiten sowie gezielt eingesetzte Materialien zur Förderung der Kreativität ebenso gemeint wie Ratespiele, Vorlesen oder Vorspielen von Hörspielkassetten oder mitgebrachten eigenen Musikonträgern etc.

Die funktionelle Therapie und der Einsatz von handwerklichen Medien sind aufeinander abzustimmen. Da Kleinkinder oft nur über einen relativ kurzen Zeitraum für die Therapie zu gewinnen sind, muss man sie immer in einem kindgerechten Rahmen behandeln, solange Bewegungseinschränkungen, Fehlbelastungen oder Achsenfehlstellungen bestehen.

Das betroffene Gelenk wird langsam, vorsichtig und gleichmäßig innerhalb des schmerzfreien Bewegungsausmaßes und achsenkorrigierend bewegt. Dabei muss auf gelenknahes, großflächiges Greifen ohne punktuellen Druck geachtet werden. Durch diese passive Bewegung der betroffenen Gelenke (eingeschlossen sind auch Gelenke mit hochgradiger Entzündungsaktivität) wird über die Entspannung der hypertonen Muskeln Bewegungseinschränkungen vorgebeugt bzw. die Beweglichkeit verbessert. Nachdem ein Vertrauensverhältnis zum Patienten aufgebaut worden ist, können die Muskelgruppen gedehnt werden, die das Gelenk in der Schmerzschonhaltung fixieren.

> **Es sollte zu keiner Hebelwirkung mit Druckerhöhung auf die Gelenkanteile kommen, um Schmerzen im Gelenk zu vermeiden. Dehnungsschmerz der Muskulatur kann, solange der Patient mitarbeitet, toleriert werden. Spannt er jedoch dagegen, wird die Dehnung unterbrochen. Solange Achsenfehlstellungen nicht aktiv korrigiert werden können, erfolgt die Dehnung überwiegend passiv. Um Mikrotraumen und die folgende Narbenbildung im Gewebe zu verhindern, sollte die Dehnung langsam durchgeführt werden unter Berücksichtigung der individuellen Schmerzschwelle und Compliance.**

Sind die Fehlstellungen annähernd vom Patienten ausgleichbar, werden zunehmend aktive Therapieübungen eingesetzt. In dieser Phase werden jene Muskelgruppen aktiviert, die der Fehlstellung entgegenwirken. Dabei lernt der Patient, zunächst noch unterstützt vom Therapeuten und anschließend selbständig, in kleinen Bewegungsabschnitten Fehlstellungen aktiv zu korrigieren. Der Patient muss verlernte physiologische Bewegungsabläufe

wieder erlernen bzw. die pathologischen Bewegungsabläufe verlernen. Das heißt, die wiedererlangte Beweglichkeit muss bewußt in die Alltagsbewegungen einbezogen werden. Anfangs vom Therapeuten kontrolliert und evtl. durch Hilfsmittel unterstützt, soll der Patient später, ohne sich darauf zu konzentrieren, Bewegungen in den physiologischen Bahnen durchführen. Für ein weiter fortgeschrittenes Stadium der JIA lassen sich folgende ergotherapeutische Ziele zusammenfassen:

- Muskelkräftigung und Gelenkmobilisation unter Berücksichtigung der Fingergrundgelenke,
- Verminderung der Kraftanwendung vor allem im Bereich der Fingergelenke,
- Schienentherapie zur Prophylaxe und Korrektur,
- Erhalt von größtmöglicher Selbstständigkeit im ADL-Bereich unter Berücksichtigung der Gelenkschutzregeln, speziell bei der persönlichen Hygiene, beim Spielen, An- und Ausziehen und bei der Haushaltsführung.

Das Ziel der funktionellen Ergotherapie bei Patienten mit weit fortgeschrittenem Krankheitsverlauf ist weniger die Wiederherstellung der physiologischen Bewegungsabläufe. Vielmehr geht es darum, sinnvolle Kompensationsbewegungen einzuüben, um Tätigkeiten im täglichen Leben besser meistern zu können. Im Einzelnen sind hier beispielsweise die Korrektur des transversalen Handgewölbes durch Schienen, der Einsatz von gelenkmobilisierenden Fingerübungen ohne Widerstand, das motorische Funktionstraining zur Verbesserung der Öffnung, der Greiffähigkeit und der Kraft der Hand und der Einsatz von belastungsmindernen Hilfsmitteln zu nennen.

Physikalische Maßnahmen (◪ Abb. 1.11, 1.12) sind zur Vorbereitung, während oder nach der Therapie einsetzbar. Am entzündeten Gelenk dienen Kälteapplikationen wie z. B. Ganzkörperkältetherapie, lokale Kaltluftbehandlung, Eisbeutelanwendungen, Kühlpacks, gekühlte Rapssamen (◪ Abb. 1.11) oder Erbsen, mehrmals täglich mindestens 20 Minuten angewandt, zur Entzündungshemmung, zur Schmerzreduzierung und zur Steigerung der Gelenkmobilität. Wärmeanwendungen werden in der Kinderrheumatologie weitaus weniger eingesetzt als die Kältetherapie und kommen vorwiegend

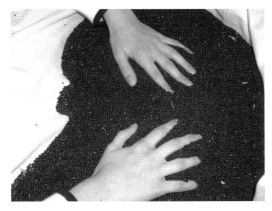

Abb. 1.11. Gekühlter Rapssamen

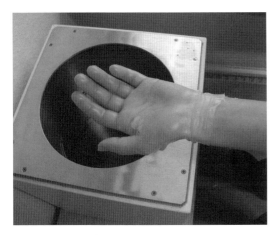

Abb. 1.12. Paraffinbad

bei systemischen Autoimmunerkrankungen mit peripherer Durchblutungsstörung, bei Muskelkontrakturen und bei polyartikulärem oder destruierendem Verlauf einer JIA ohne aktive Entzündung zum Einsatz.

Behandlungsbeispiele
Handgelenk

Das Handgelenk, das ein Eigelenk ist, wird aus Radius (Speiche) und Ulna (Elle) sowie der distalen Reihe der 8 Handwurzelknochen gebildet. Folgende Bewegungsrichtungen sind bei der Therapie dieses »Schlüsselgelenks« hervorzuheben: Die achsengerechte Dorsalextension, die Radialabduktion entgegen dem Ulnardrift im Handgelenk, die Palmar-

flexion zur Kontrolle von möglichen Kontrakturen und die Pro- und Supination, die im distalen Radioulnargelenk stattfindet. Die Richtwerte des Bewegungsumfanges bei Kindern und Jugendlichen liegen für die Dorsalextension/Palmarflexion bei 90/0/90 und für die Radialabduktion/Ulnarabduktion bei 30/0/40 sowie für die Pronation/Supination bei 80–90/0/90–80. Durch eine schmerzentlastende (reflektorische) Schonhaltung kommt das Handgelenk in eine Ulnardeviation und Palmarflexion. Zusätzlich kann es bedingt durch eine Lockerung des Kapsel-Band-Apparates zu einer Subluxation der Handwurzelknochen bis hin zur sog. Bajonettstellung kommen.

> **Ergotherapeutische Behandlung der Arthritis im Handgelenk**
> — Vorsichtige passiv-assistive Mobilisation in die Dorsalextension bzw. Radialbewegung unter Traktion mit Unterstützung des Handwurzelbereichs
> — Aktive Mobilisation durch Aktivieren der Handextensoren
> — Verwischen von Rasierschaum am Spiegel (sensomotorisches Training)
> — Schnelles Winken oder Werfen mit kleinen, leichten Bällen, wobei die Bewegung stets aus dem Handgelenk erfolgen sollte
> — Aufmalen einer Sonne auf die Innenseite der Hand, wobei die Strahlen der Sonne nur zu erkennen sind, wenn Handgelenk und Finger in Extension und Finger in Abduktion gebracht werden
> — Korrektur der Fehlstellung durch konsequentes Tragen von Handfunktionsschienen

Daumen

Daumensattelgelenk. Das Daumensattelgelenk (Karpometakarpalgelenk, CMC I) ist ein Sattelgelenk und wird aus dem Os trapezium und dem Os metacarpale pollicis (1. Mittelhandknochen) gebildet. Die Bewegungsrichtungen sollen vor allem in die Abduktion sowie Flexion und Extension durchgeführt werden. Die Richtwerte im Bewegungsausmaß liegen hier in der Abduktion/Adduktion bei

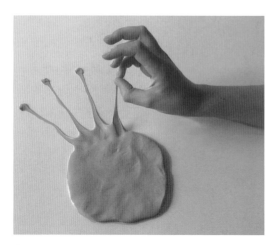

◻ Abb. 1.13. Therapieknete

45/0/0 und in der Flexion/Extension bei 20/0/45. Mit der Ulnardeviation im Handgelenk ist in der Regel, aufgrund von reflektorischen Schonhaltungen, eine Adduktionsstellung des Daumens verbunden.

Ergotherapeutische Behandlung der Arthritis im Daumensattelgelenk
- Passives (unter leichter Traktion) und aktives Üben der Daumenabduktion, -extension, ggf. -zirkumduktion
- Einsatz von Therapieknete (◻ Abb. 1.13)
- Kryotherapie (z. B. Bewegen in kühlem Raps)
- Bei Bedarf nächtliches Tragen einer Abduktionsorthese

Daumengrund- und -endgelenk. Daumengrund- und -endgelenke sind jeweils Scharniergelenke. Das Daumengrundgelenk (Metakarpophalangealgelenk, MCP I) wird aus dem 1. Mittelhandknochen und der proximalen Phalanx des Daumens gebildet. Das Daumenendgelenk (Interphalangealgelenk, IP I) setzt sich aus der proximalen und distalen Phalanx zusammen. In beiden Gelenken wird in Flexion und Extension bewegt. Dabei liegt das Bewegungsausmaß im MCP I aktiv bei 40/0/0 und passiv bei 60/0/0. Das Bewegungsausmaß im IP I liegt in der Flexion/Extension aktiv bei 80/0/5–10 und passiv bei 100/0/30.

Handtherapeutische Behandlung der Arthritis im Daumengrund- und -endgelenk
- Passiv-assistive Mobilisation des Daumengrundgelenks unter Traktion mit Schwerpunktsetzung auf die Extension bei vorhandener 90/90-Deformität
- Aktive Mobilisation des Daumengrundgelenks
- Passiv-assistive Mobilisation des Daumenendgelenks unter leichter Traktion. Dabei wird das Daumengrundgelenk in Extension gehalten, während man bei der Mobilisation des Endgelenks schwerpunktmäßig die Flexion beübt
- Aktive Mobilisation des Daumenendgelenks, z. B. durch Beüben des Spitzgriffs mit funktionellen Steckspielen wie Solitaire, Halma u. a.

Finger

Fingergrundgelenke. Die Fingergrundgelenke (Metakarpophalangealgelenke, MCP II–V) sind Kugelgelenke. Sie setzen sich aus dem distalen Anteil der Mittelhandknochen und dem proximalen Anteil der Grundphalanx zusammen. Die Bewegungsrichtungen liegen in der Flexion, Extension, Ab- und Adduktion. Das Bewegungsausmaß in MCP II–V liegt in der Flexion/Extension aktiv bei 80–90/0/30–40 und passiv bei 100/0/80–90. Aufgrund der Lockerung des Kapsel-Band-Apparates verschieben sich Gelenkkopf und Gelenkpfanne gegenseitig, wobei der Gelenkkopf nach palmar abrutscht.

Handtherapeutische Behandlung der Arthritis in den Fingergrundgelenken
Passiv-assistive Mobilsation unter Traktion von MCP II-V, wobei der Schwerpunkt individuell gesetzt werden muss. Bei einem Beugedefizit sollte vermehrt die Flexion, bei einem Streckdefizit vermehrt die Extension beübt werden. Wie immer ist die gelenknahe Unterstützung beim Durchbewegen wichtig.

Fingermittel- und -endgelenke. Die Fingermittelgelenke (proximale Interphalangealgelenke, PIP II–V), als auch die Fingerendgelenke (distalen Interphalangealgelenke, DIP II–V) sind Scharniergelenke. Bei den PIPs wird das Gelenk aus dem distalen Anteil der Grundphalanx und dem proximalen Anteil der Mittelphalanx gebildet. Bei den DIPs setzt sich das Gelenk aus dem distalen Anteil der Mittelphalanx und der Endphalanx zusammen. Die Bewegungsrichtungen finden in Flexion und Extension statt. Das Bewegungsausmaß in PIP II–V liegt in der Flexion/Extension bei 110/0/0 und in DIP II–V in der Flexion/Extension bei 70–80/0/5 passiv 30.

Schwanenhalsfehlstellung. Hervorgerufen wird diese Fehlstellung vor allem durch eine Arthritis in den MCP mit nachfolgender Kontraktur der Muskulatur, die eine Flexionsstellung in den MCP-Gelenken, eine Hyperextension in den PIP-Gelenken und eine Flexionsstellung in den DIP-Gelenken nach sich zieht.

> **Handtherapeutische Behandlung der Schwanenhalsfehlstellung**
> - Passiv-assistive Mobilisation der MCPs, PIPs und DIPs, wobei darauf zu achten ist, dass die Extension bis maximal in die 0-Grad-Stellung gebracht werden darf
> - Aktives Beüben der kleinen Faust
> - Einsatz von Antihyperextensionsorthesen, die tagsüber bei Greiftätigkeiten zu tragen sind

Knopflochfehlstellung. Diese Fehlstellung ist charakterisiert durch eine Hyperextension der MCP-Gelenke, eine Flexionsstellung in den PIP-Gelenken und eine kompensatorische Hyperextension in den DIP-Gelenken. Die Ursache hierfür liegt vor allem in einer Arthritis der PIPs und einem daraus resultierenden falschen Sehnenzug.

> **Handtherapeutische Behandlung der Knopflochfehlstellung**
> - Passiv-assistive Mobilisation der MCPs, PIPs und DIPs, wobei der Schwerpunkt der Behandlung in der Extension der PIPs liegen soll
> - Aktive Extensionsübungen (PIPs)
> - Eventuell aktive Beübung der kleinen Faust bei gleichzeitigem Defizit in der Flexion
> - Einsatz von Antiflexionsorthesen

1.3.4 Gelenkschutz

Der Gelenkschutz beschreibt einen möglichst ökonomischen Krafteinsatz der Gelenke während der Arbeit oder Ruhe unter Berücksichtigung der physiologischen Körperhaltung. Der Gelenkschutz umfasst Methoden, die die Gelenke vor Überlastung im täglichen Leben schützen. Die Ziele des Gelenkschutzes sind die Vermeidung von Schmerzen, Überbeanspruchungen und Fehlbelastungen sowie die Vorbeugung von (weiteren) Deformitäten und die Erhaltung von physiologischen Bewegungsabläufen. Gerade Kinder neigen dazu, bei Schmerzen die betroffenen Gelenke ruhig zu stellen oder durch Ausweich- oder Trickbewegungen falsch zu belasten. Durch das frühzeitige, konsequente Befolgen der Gelenkschutzregeln können Kind und Angehörige selber aktiv dazu beitragen, Entzündungen, drohende Fehlstellungen und Versteifungen positiv zu beeinflussen, da der Verlauf der Erkrankung bei akuter und chronischer Entzündung abhängig von den Belastungen des Alltags ist.

> **Bei zu viel Ruhe** für die Gelenke können sich vielerlei negative Folgen ergeben: Schmerzschonhaltung → Kraftabschwächung → Abnahme der Beweglichkeit → Sehnenverkürzungen → Muskelverkürzungen → Knochenentkalkungen → Gelenkfehlstellungen: Selbstständigkeit ist eingeschränkt
> **Bei zu viel Belastung** können folgende Erscheinungen auftreten: Schmerzen → Ermüdung → Überbelastung → vermehrte ▼

Entzündungsanfälligkeit → »Reizerguß« →
Schonhaltung → Gelenkinstabilität →
vorzeitiger Gelenkverschleiß → Gelenkfehlstellungen: Selbstständigkeit ist eingeschränkt
**Es ist also wichtig, das Gleichgewicht
zwischen Ruhe und Belastung zu finden!**

Deswegen kann Gelenkschutz keine einmalige
Therapiemaßnahme sein, sondern bedeutet ein
Umdenken und Umschulen aller bisher durchge-
führter Lebens- und Verhaltensweisen. Zu Beginn
der Erkrankung ist der Gelenkschutz besonders
wichtig. Teilweise bedeutet Gelenkschutz, auf
liebgewonnene Freizeitaktivitäten mit hoher
Gelenkbeanspruchung – wie z. B. Fußball, Hand-
ball, Tennis, Ballett oder Inlinerfahren – zumindest
zeitweise (bei Krankheitsaktivität) zu verzichten.
Hier gilt es nach Hobbys Ausschau zu halten, bei
denen die Gelenkbelastung nicht im Vordergrund
steht (◘ Tab. 1.3). Gelenkschutzprinzipien sollten
auch in beschwerdefreien Zeiten aufrechterhalten
werden.

Gelenkschutz soll nicht bedeuteten, dass das
Kind sich und seine Gelenke möglichst viel schonen
soll. Eltern und Kind sollen erkennen, begreifen
und lernen, wann aus einer Bewegung eine Belastung entsteht. Diese Forderung zu verwirklichen ist
oft schwierig, da die Patienten, aber auch ihre Eltern
in diesen Stadien oft noch nicht glauben wollen,
dass sie chronisch erkrankt sind. Hinzu kommt
noch, dass die von einer rheumatischen Erkrankung
betroffenen Kinder und Jugendliche in Phasen der
Erkrankung, in denen die Gelenke nicht akut ent-
zündet sind und daher keine Schmerzen verursachen, in gewohnte Lebens- und Verhaltensmuster
zurückfallen. Umso mehr wird vom Therapeuten
Einfühlungsvermögen und psychologisch-didak-
tisches Vorgehen verlangt, um Angehörige, Kinder
und Jugendliche nicht abzuschrecken, sondern zu
motivieren. Oft ist es hilfreich, die Kinder zusammen mit den Angehörigen über Gelenkschutz zu
informieren, damit ein Verständnis für die Erkrankung entsteht.

Die dauerhafte Umsetzung von Gelenkschutzprinzipien im täglichen Leben des Patienten erfordert eine gute Patientenberatung und -aufklärung.
Deren Inhalte sind die Vermittlung von Grund-

kenntnissen über den Gelenkaufbau, den Krankheitsverlauf und über die häufigsten Gelenkfehlstellungen, darüber hinaus sollte der Unterschied
zwischen Bewegung und Belastung verdeutlicht
werden. Rheumapatienten müssen im Rahmen von
Alltagssituationen begreifen, dass nicht alle Bewegungen im täglichen Leben zuträglich für ihre Gelenke sind.

> **Deshalb ist das Motto des Gelenkschutzes:
> »Bewegung tut den Gelenken gut, doch
> eine Überbelastung und Fehlbelastung
> schadet den Gelenken!«**

Grundregeln des Gelenkschutzes

Anhand der folgenden Gelenkschutzregeln kann
das Kind bzw. die Angehörigen entscheiden, ob
gerade gelenkschonend agiert wird:

Achsengerechtes Halten und Bewegen: Beim
alltäglichen Hantieren sollen Unterarm und Mittel-
finger eine Linie bilden, sodass Handgelenk und
Finger achsengerecht stehen.

Hebelwirkung ausnutzen: Das Anwenden des
physikalischen Gesetzes der Hebelwirkung verringert den Kraftaufwand z. B. beim Öffnen von
Drehverschlüssen.

Dauerbelastungen vermeiden: Da langandauernde gleichbleibende Gelenkpositionen das Ver-
steifen der Gelenke begünstigen, ist es besser, die
Stellung öfter zu verändern. Langandauernde
gleichförmige Bewegungen, die mit einem gewissen
Kraftaufwand durchgeführt werden, belasten die
Gelenke ebenfalls. Deshalb sollten auf Tätigkeiten
mit langandauernden gleichförmigen Bewegungen
Abwechslung oder Pausen folgen.

Viele und große Gelenke mit einbeziehen: Je
mehr Gelenke in eine Bewegung einbezogen werden, desto geringer ist die Belastung für jedes einzelne Gelenk. Ebenfalls ist es günstiger, die Belastung von größeren und kräftigeren Gelenken tragen
zu lassen.

Stoß- und Schlagbewegungen vermeiden:
Erschütterungen der Gelenke sollen vermieden werden, da hierdurch immer neue Reizungen entstehen,
die Entzündungen nicht zur Ruhe kommen lassen.

Druck auf Gelenke in Fehlstellung vermeiden:
Um die Fehlstellung der Gelenke nicht zu verstärken, soll jeglicher Druck in diese Richtung vermieden werden.

Zug an den Gelenken vermeiden: Unkontrollierter Zug an den Gelenken kann zur Lockerung der Bänder und zur Instabilität beitragen.

Hilfsmittel einsetzen: Beim Einsatz von Hilfsmitteln wird die Belastung für Gelenke gemindert.

Ruhepausen einlegen: Es sollten immer wieder Pausen eingelegt werden, damit die Gelenke nicht überlastet werden.

Sonstiges: Gewichte verteilen bzw. geringe Gewichte einsetzen; dynamisch statt statisch arbeiten (Vermeidung von Haltearbeit); beidseitig, achsengerecht und körpernah belasten.

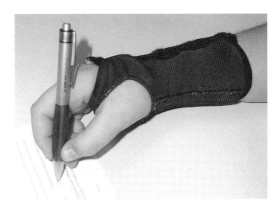

◘ **Abb. 1.14.** Maßgefertigte Handgelenkbandage

Möglichkeiten des Gelenkschutzes bei verschiedenen Tätigkeiten

Schusterdaumen (90/90-Deformität):
- Vermeidung von Greiftätigkeiten, bei denen das Endgelenk in eine Überstreckung gerät.
- Tragen von Daumengrundgelenksorthesen (Schiene zur Streckung des Daumengrundgelenks).
- Aktive Beugeübungen des Endgelenks bei gestrecktem Grundgelenk.

Schwanenhalsdaumen:
- Vermeidung des Greifens und Haltens von Gegenständen mit überstrecktem Grundgelenk.
- Beugeübungen des Grundgelenks bei abgespreiztem Sattelgelenk.
- Tragen von Daumenabduktionsorthesen (Schiene zur Abspreizung des Daumens im Sattelgelenk).

Schwanenhalsdeformität:
- Vermeidung von Greiftätigkeiten mit überstreckten Mittelgelenken; Streck- und Spreizübungen der Finger.
- Tragen von Antihyperextensionsorthesen (Schiene gegen die Überstreckung im Fingermittelgelenk).
- Aktive Beugeübungen der Mittelgelenke, z. B.: »kleine Faust«.

Knopflochdeformität:
- Vermeidung von Greiftätigkeiten mit überstreckten Endgelenken.

- Tragen von Antiflexionsorthesen (Schienen, gegen das nächtliche Einsteifen der Mittel- und Endgelenke).
- Tragen von Spiralfederextensionsschienen (Schienen, die passiv das Streckdefizit verbessern, abhängig von der Akzeptanz des Patienten).
- Aktive Streckübungen der Mittelgelenke sowie Beugeübungen der Endgelenke.

Gelenkschutz für Handgelenke:
- Vermeidung des Abstützens mit der flachen Hand (beim Aufstehen, Liegestützübungen und beim Aufdrücken von Türen).
- Vermeidung des Aufstützen des Kopfes auf die Handinnenflächen (z. B. beim Lesen oder Denken).
- Tragen von Handfunktionsschienen.
- Äußere Stabilisierung des Handgelenkes durch das Tragen von maßgefertigten, elastischen, stabilisierenden Handgelenkmanschetten mit eingearbeiteten Aluminiumstegen zur volaren Unterstützung (◘ Abb. 1.14).

1.3.5 Schienenbau in der Kinderrheumatologie

Hand- und Fingergelenke gehören zu den Gelenken, die hauptsächlich durch Bänder geführt und gehalten werden. Die Lockerung dieses Kapsel-Band-Apparates durch Schwellung und Entzündung führt daher schnell zum Kraftverlust sowie zu einer Schmerzschonhaltung. Durch das Übergewicht der Beugemuskulatur ist diese Schmerzschonhaltung meistens die Beugestellung der Hand- und Fingergelenke. Am Handgelenk stellt sich häufig auch noch eine Ulnarfehlstellung ein, in der alle Alltagsaktivitäten wie z. B. Schreiben, Malen, Essen, Spielen etc. mit gebeugtem Handgelenk durchgeführt werden. Dadurch dass die Gelenke wegen der Schmerzschonhaltung nicht mehr in die Streckung gebracht werden, arbeiten nur Muskeln, die die Gelenke in dieser Fehlstellung fixieren. Den Risiken von Kontrakturen, Muskelatrophie und Funktionseinschränkungen gilt es durch die Schienentherapie entgegenzuwirken. Voraussetzung ist die Compliance, die man bei Kindern jüngeren Alters und Jugendlichen nicht immer zu erwarten hat. Gerade hier ist es wichtig, sich gemeinsam mit Eltern und dem Kind langsam, behutsam und in kindgerechter Art und Weise an die Fertigstellung der Schiene heranzutasten. Jede Schiene wird dem einzelnen Befund entsprechend genau angepasst, sodass jedes Gelenk exakt korrigiert wird.

Ziele der Schienentherapie:
- Korrektur von Achsenfehlstellungen;
- Ermöglichung von funktioneller (achsengerechter) Therapie;
- Entlastung und Schonung von Gelenke;
- Vorbeugung von Deformitäten, Kontrakturprophylaxe, Hypermobilitätsprophylaxe, Schmerzprophylaxe;
- Ersatz von Funktionen und selten Redression (»Quengelung«)

Bei kontinuierlicher Therapie leisten Handschienen einen enormen Beitrag zur Korrektur der Achsenfehlstellungen. Eine Schienenversorgung kann niemals die funktionelle Behandlung des Therapeuten ersetzen. Regelmäßige Kontrollen wahren die Passgenauigkeit und die korrekte Funktion der verordneten Schienen.

In der kinderrheumatischen Schienentherapie kommen hauptsächlich statische Schienen zum Einsatz, die eine gelenkentlastende, gelenkstabilisierende oder z. T. gelenkkorrigierende und den Muskeltonus regulierende Indikation haben. Statische Schienen bestehen aus einem oder mehreren nicht beweglichen Teilen für einen oder mehrere Gliedmaßenabschnitte, die vorübergehend zu stützen,

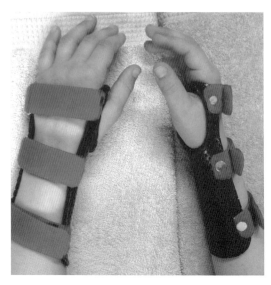

□ **Abb. 1.15.** Handfunktionsschiene

schützen und/oder korrigieren sind. Hierzu zählen vor allem Ruhe- und Nachtlagerungsschienen, Daumengrundgelenk- oder Abduktionshülsen, Antiulnardeviationsorthesen sowie Schwanenhals und Knopflochringe.

Wichtig ist die Gewöhnung an diese Hilfsmittel durch Spielen, Malen und Basteln, um eine optimale Passqualität zu gewährleisten. Jede Schiene wird mit einer schriftlichen Trageanweisung (Schienenpass) an den Patienten ausgegeben.

Korrektur von Fehlstellungen durch Schienen
Handfunktionsschienen

Indikationen. a) Ulnardeviation im Handgelenk; b) Subluxation im Handgelenk.

Zielsetzung. Wiederherstellung der physiologischen Mittelachse im Handgelenk (□ Abb. 1.15) und damit Korrektur beginnender bzw. vorhandener Fehlhaltungen oder Fehlstellungen, Unterstützung des Handkarpus zur Vorbeugung/Behandlung der Subluxation nach volar, Stabilisation und Verbesserung der Handgelenksstatik und damit die Kraftübertragung, Schutz der erkrankten Gelenke vor Über- bzw. Fehlbelastung.

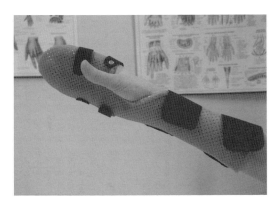

◻ **Abb. 1.16.** Lange Nachtlagerungsschiene

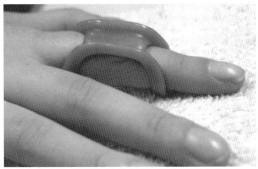

◻ **Abb. 1.17.** Antiflexionsorthese

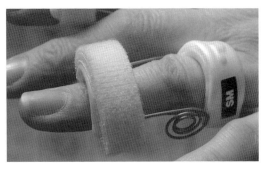

◻ **Abb. 1.18.** Spiralfederextensionsorthese

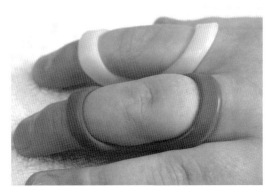

◻ **Abb. 1.19.** Antihyperextensionsorthese

Tragezeitraum. Grundsätzlich sollten Handfunktionsschienen tagsüber bei Belastung des Handgelenks getragen werden, z. B. beim Schreiben, Malen, Essen, Anziehen, Radfahren usw. Letztendlich muss aber abhängig vom jeweiligen Befund und in Absprache mit Kind und Eltern vom zuständigen Arzt und Ergotherapeuten über Häufigkeit und Dauer des Tragezeitraums entschieden werden. In Ausnahmefällen kann die Schiene auch während des Schlafs getragen werden. Ein dauerhaftes Tragen ist wegen möglicher muskulärer Hypotonie nicht zu empfehlen.

Lagerungsschienen

Indikationen. a) Fingergelenkfehlstellungen, vor allem Knopflochfehlstellungen; b) Handskoliose; c) Streckdefizite im Handgelenk.

Zielsetzung. Wiederherstellung der physiologischen Mittelachse im Handgelenk und damit Korrektur beginnender bzw. vorhandener Fehlhaltungen oder Fehlstellungen über Nacht (◻ Abb. 1.16).

Tragezeitraum. Fingergelenkfehlstellungen: nachts, bei Schmerzen auch tagsüber; Handskoliose und Streckdefizite: nachts.

Antiflexionsorthesen

Indikation. Knopflochfehlstellung, die noch passiv korrigierbar ist.

Zielsetzung. Streckung des betroffenen Gelenks (◻ Abb. 1.17).

Tragezeitraum. Repetitiv kurzzeitig tagsüber.
   Alternative zu den Antiflexionsorthesen: Spiralfederextensionsorthesen (◻ Abb. 1.18).

Antihyperextensionsorthesen

Indikation. Schwanenhalsfehlstellung.

Zielsetzung. Schutz vor Überstreckung im PIP-Gelenk beim Strecken der Hand (◻ Abb. 1.19).

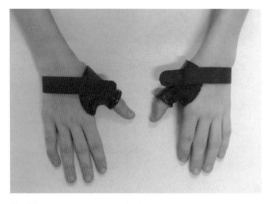

■ **Abb. 1.20.** Daumengrundgelenkorthese

Tragezeitraum. Tagsüber; nachts funktionell nicht sinnvoll.

Daumengrundgelenkorthese

Indikationen. a) 90/90-Deformität (Präventiv- bzw. Korrekturbehandlung); b) akute MCP-I-Arthritis (Seitenbandverletzung, Luxation); c) Daumenverstauchung.

Zielsetzung. Immobilisierung, Korrektur, Stabilisierung, Entlastung sowie Schmerzlinderung des Daumengrundgelenks bei freier Beweglichkeit des Daumenendgelenks bzw. des Daumensattelgelenks (■ Abb. 1.20).

Tragezeitraum. Individuell abhängig von den Beschwerden.

Daumenabduktionsorthese

Indikationen. a) Daumenabduktionshülse; b) Schmerzen und Instabilität im Daumensattelgelenk; c) Adduktionskontraktur im CMC-Gelenk.

Zielsetzung. Schmerzlinderung im Daumensattelgelenk; Verhinderung einer Zunahme der Adduktionsstellung bzw. Kontraktur (■ Abb. 1.21).

Tragezeitraum. Nachts auf Dauer, in Funktionsstellung tagsüber.

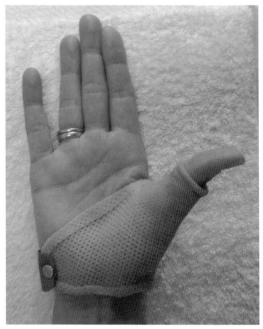

■ **Abb. 1.21.** Daumenabduktionsorthese

1.3.6 Hilfsmittel

Um Schmerzschonhaltungen, Bewegungseinschränkungen, Ausweichbewegungen und permanente Fehlbelastungen zu verhindern, kann man Hilfsmittel zum Gelenkschutz einsetzen. Die Anwendung von vorbeugenden und funktionsstützenden Alltagshilfen führt zu einer Entlastung der Gelenke. Dadurch soll Folgendes erreicht werden: Minderung der Entzündungsreaktion, somit Rückgang der Schmerzschonhaltung, »Verlernen« der falsch angeeigneten Bewegungsmuster, Besserung der Gelenkfunktionen durch Entspannung der hypertonen Muskelgruppen, die das Gelenk unter Belastung in die Fehlstellung ziehen. Die Verordnung der Hilfsmittel durch den Arzt erfolgt in der Regel, nachdem in der Ergotherapie ein Selbsthilfetest (SHT) stattgefunden hat. Durch die Auswertung des SHT wird schnell deutlich, welche alltäglichen Funktionen eingeschränkt sind.

> ❯ **Die Auswahl der Hilfsmittel sollte sorgfältig überdacht werden, nach dem Motto: »Nur soviel Hilfsmittel wie nötig!«**

Die Hilfsmittel sollten so verordnet werden, dass der Patient eine Handlung selbständig, evtl. unter Benutzung der Schienen, ausüben kann. Bei fortgeschrittener Entzündungsaktivität und Fehlstellungen dienen sie auch dazu, dass der Patient so gut wie möglich eigenständig und unabhängig im Alltag zurecht kommt. Die Fingergelenke kann man z. B. mit folgenden Hilfsmitteln entlasten:

- anatomische Griffverdickungen am Fahrrad- oder Rollerlenker;
- Moosgummiverdickungen an Zahnbürste, Werkzeug, Häkelnadel, Pinsel, Messer etc.;
- Stiftverdickungen für Blei- und Filzstifte, Bügelscheren, Buchstützen.

1.3.7 Elternanleitung und -beratung

Der Verlauf der Erkrankung und die Prognose werden maßgeblich vom Verständnis und der Mitarbeit der Eltern beeinflusst. Es ist also außerordentlich wichtig, die Eltern frühzeitig als Mittherapeuten zu gewinnen und zu schulen. Wenn das erlernte Wissen von den Eltern wohldosiert zu Hause umgesetzt wird, ist die Krankheitsbewältigung für Kind und Eltern erleichtert.

Bei einem stationären Aufenthalt des Kindes bietet es sich an, die Eltern in die tägliche Therapie mit zu integrieren. Sie sollten über die Funktion und Bewegungseinschränkung der betroffenen Gelenke informiert und angeleitet werden, wie die Gelenke zu mobilisieren sind. Ihr Auge sollte geschult werden, Fehlstellungen und pathologische Bewegungsmuster zu erkennen und darauf zu reagieren. Unter Anleitung des Therapeuten sollen die Eltern die Möglichkeit haben, das Erlernte zu üben, das richtige Anlegen von Orthesen zu überprüfen, die physikalischen Maßnahmen durchzuführen und den Gelenkschutz anzuwenden.

Nur so sind die Eltern später zu Hause in der Lage, die wichtigsten therapeutischen Maßnahmen mit zu übernehmen und die ambulante Therapie in den Praxen vor Ort zu ergänzen.

Literatur

Altenbockum C von, Hibler M, Spamer M, Truckenbrodt H (1998) Juvenile chronische Arthritis. Entwicklung von Achsenfehlstellungen an Hand, Knie und Fuß und ihre krankengymnastische Behandlung. Hans Marseille, München

American Society for Surgery of the Hand (1990) Die Hand – Klinische Untersuchung und Diagnostik. Primärtherapie häufiger Erkrankungen und Verletzungen Springer, Berlin Heidelberg New York Tokio

Berlinghoff A, Borgmann H, Eppelmann K, Hübner J, Kreienbaum A, Sonneborn B (1993) Informationen zum Gelenkschutz. St. Josef-Stift, Sendenhorst

Bureck W (2001) Konservative ergotherapeutische Behandlung von Rheumapatienten. Z Handth 2: 27–35

Hasselblatt A (1999) Ergotherapie in der Orthopädie. Bildungsverlag EINS, Troisdorf

Hochschild J (1998) Strukturen und Funktionen begreifen, Bd 1: Funktionelle Anatomie – Therapierelevante Details. Thieme, Stuttgart

Krankheitsbewältigung im Alltag

D. Banholzer, W. Bureck, G. Ganser, A. Illhardt, K. Nirmaier, K. Wersing
Rheuma bei Kindern und Jugendlichen in der Physio- und Ergotherapie,
DOI 10.1007/978-3-642-40001-8_2, © Springer-Verlag Berlin Heidelberg 2013

2.1 Krankheitsbewältigung: eine Begriffsklärung

2.1.1 Definition

Die Bewältigung einer Krankheit verläuft immer individuell und altersbedingt.

Im allgemeinen Sprachgebrauch wird der Ausdruck Krankheitsbewältigung (sinnverwandte Benennungen sind Krankheitsverarbeitung, Krankheitsmanagement oder auch Coping) recht vielfältig eingesetzt, da je nach Absicht des Sprechers sowohl der Prozess der Bewältigung als auch das Ziel oder die Strategie gemeint sein kann. Fasst man die einschlägige Literatur zu diesem Thema zusammen (z. B. Muthny 1994; Petermann 1996), so lassen sich folgende Definitionsinhalte auflisten: Krankheitsbewältigung

- ist ein Prozess,
- spielt sich auf verschiedenen Ebenen ab: innerpsychisch (emotional, kognitiv) und durch zielgerichtetes Handeln (Verhalten),
- wird durch unterschiedliche protektive und hindernde Faktoren beeinflusst.

2.1.2 Ziele der Krankheitsbewältigung

»Du musst lernen, Deine Krankheit zu akzeptieren« ist ein Satz, der von Ärzten und Therapeuten im Zusammenhang mit chronisch kranken Kindern und Jugendlichen häufig gebraucht wird. Akzeptanz als Ziel der Krankheitsbewältigung ist jedoch ein sehr hoher Anspruch; heißt es doch, etwas zu akzeptieren, also anzunehmen, das man im Grunde lieber heute als morgen los werden möchte. In der Regel sprechen Patienten, junge wie erwachsene, die einen sehr guten Umgang mit ihrer Erkrankung gefunden haben, in den seltensten Fällen von Akzeptanz, sondern eher von Umschreibungen wie »im Griff haben«, »damit klarkommen« oder gebrauchen Darstellungen wie »Für mich ist die Krankheit Normalität geworden«.

Nach Cohen und Lazarus (1979) lässt sich das Bewältigungsverhalten eines körperlich chronisch kranken Menschen in folgende fünf Zielsetzungen zusammenfassen:

- Reduktion der Bedrohung;
- Chance, den Stressor besser meistern zu können;
- Stabilisierung eines positiven Selbstwertgefühls;
- Aufrechterhaltung einer emotionalen Balance;
- Etablierung befriedigender sozialer Beziehungen.

Ein neuerer Ansatz der Medizin und Psychologie verwendet den Begriff der gesundheitsbezogenen Lebensqualität. Dieser Aspekt basiert auf der Frage, wie Patienten die Auswirkungen ihrer Krankheit und die Effekte, folglich auch die Nebenwirkungen der Therapien, auf ihre subjektive Gesundheit wahrnehmen und welche Auswirkungen dies auf ein »normales« Leben hat. Lebensqualität ist definiert als »… multidimensionales Konstrukt, das körperliche, emotionale, mentale, soziale und verhaltensbezogene Komponenten des Wohlbefindens und der Funktionsfähigkeit aus der Sicht der Patienten und/oder von Beobachtern beinhaltet« (Bullinger et al. 1996). Für ein Kind bedeutet z. B. eine hohe Lebensqualität, dass es die gewohnten Freizeitaktivitäten größtenteils weiter ausüben kann und eine positive Peergroup-Integration erfährt.

Stehen für den Betroffenen selbst Gesichtspunkte wie Lebensqualität und höchstmögliche Normalität im Vordergrund einer Zielfrage der Krankheitsbewältigung, ist für den Arzt oder Therapeuten vor allem die Compliance ein bedeutsames Ziel. Unter Compliance versteht man die Bereitschaft und Einsicht einer erkrankten Person, die vorgeschlagene Therapie zu akzeptieren und durch eigene Mitwirkung zu unterstützen.

In letzter Zeit wird das Wort Compliance vermehrt durch den Begriff »Empowerment« ersetzt. Gemeint ist hiermit, dass die Patienten in die Lage versetzt werden sollen, selbstverantwortlich und abhängig vom jeweiligen Entwicklungsstand mit ihrer Erkrankung umzugehen (Günter 2004).

Vor allem im Zusammenhang mit den Patientenschulungen (▶ Abschn. 2.3.4) wird die Selbstwirksamkeit (»self efficacy«) als Ziel des Bewältigungsprozesses erwähnt. Darunter versteht man die subjektive Einschätzung z. B. eines jungen Patienten bezüglich seiner Handlungskompetenz, inwieweit er also »selbst« Einfluss auf den Krankheitsverlauf nehmen kann.

Als Ursachen für eine Störung der Compliance und des Empowerments führt Günter (2004) folgende Aspekte an:

- Autonomiestreben (vor allem bei Jugendlichen),
- psychische Vorerkrankung,
- krankheitsbedingte Depression,
- familiäre/soziale Situation,
- akute psychosoziale Krisen,
- (schlechte) Prognose,
- Ausdruck eines Anliegens/Problems (Hilferuf),
- Kritik am Behandlungssetting (informierte Patienten),
- Probleme im Management seitens der Zentren:
  - mangelnde Konstanz (und Kompetenz) der ärztlichen Ansprechpartner,
  - Haltung der Ärzte,
  - Kooperation zwischen den Ärzten.

Im Bereich der chronischen Erkrankungen im Kindes- und Jugendalter lässt sich zusammenfassend sagen, dass das alte Bild des passiv folgsamen Patienten immer mehr einem Paradigmenwechsel unterliegt. Das Ziel ist der gut informierte und aktiv handelnde Patient in der Rolle eines Kotherapeuten.

2.1.3 Die Personen im Bewältigungsprozess

Bei jeder chronischen Erkrankung im Kindes- und Jugendalter sind in der Regel mehrere Personen direkt und indirekt von der Krankheit betroffen. Dies sind zum einen natürlich die Kinder oder Jugendlichen selbst. Eine weitere Personengruppe, die zwar nicht selbst betroffen, aber emotional durch die Erkrankung sehr beeinflusst ist, sind die Eltern, aber auch die übrigen Familienmitglieder.

Wie eine Krankheit bewältigt wird und was dabei verarbeitet werden muss, ist abhängig von der Person und ihrem Alter sowie von der kognitiven Entwicklung der betroffenen Person. Während die betroffenen Kinder ihre Krankheitslast häufig auf die Eltern übertragen und dadurch eine Entlastung erfahren, tragen Vater und Mutter die gesamte Bürde einer Erkrankung. Dazu zählt neben einer hohen

Verantwortlichkeit z. B. bei Therapieentscheidungen auch die Bewältigung von erzieherischen und psychosozialen Aspekten (z. B. Schule, Kindergarten). Die Eltern sind Mediatoren zwischen den Kindern und den unterschiedlichen Sozialpartnern (Angehörige, Lehrer, Mitschüler etc.). Die betroffenen Kinder denken und leben eher auf der Ebene des Hier und Heute, dagegen spielt bei den Eltern immer auch der Zukunftsaspekt eine beherrschende Rolle (z. B. die Wahl der richtigen Schulform, berufliche Aspekte usw.; ▶ Abschn. 2.2.4).

2.1.4 Die Phasen der Krankheitsbewältigung

Die Bewältigung einer chronischen Krankheit ist ein Prozess, d. h., das entsprechende Ziel wird nicht direkt, sondern zumeist über verschiedene Phasen erreicht. Die verschiedenen Stufen verlaufen dabei nicht nach einem starren Plan, sondern sind eher als eine Art roter Faden zu sehen. Der Verlauf ist zudem individuell sehr unterschiedlich und auch abhängig vom Alter der betroffenen Person. Der komplette Phasenverlauf betrifft eher Jugendliche bzw. die Eltern. Kleinere Kinder orientieren sich in der Regel an der Befindlichkeit ihrer Eltern im Bewältigungsprozess. So ist z. B. die Schockphase oder die Phase des Handelns bei Kindern wesentlich seltener, wogegen viele Kinder und vor allem Jugendliche zur Verleugnung bzw. Verdrängung neigen. Es lassen sich folgende Phasen beschreiben:

1. Schockphase. Werden jugendliche Patienten oder Eltern mit der Diagnose einer rheumatischen Erkrankung konfrontiert, führt dies häufig zu einem Bruch der bisherigen Gemütslage und zu einem Gefühl der Bedrohung. Vor allem Eltern gebrauchen Bilder wie »Es tat sich ein großes Loch auf« oder »Vor uns stand plötzlich ein großer Berg«. Diese Phase kann allerdings auch völlig anders verlaufen, vor allem dann, wenn die Diagnose erst zu einem sehr späten Zeitpunkt festgestellt wird. Dann kann die Krankheitsbestimmung auch eine beruhigende Wirkung haben, da z. B. vermutete schlimmere Erkrankungsarten ausgeschlossen worden sind und eine zielgerichtete Behandlung beginnen kann.

2. Phase der Verdrängung und Verleugnung. Das »Nichtwahrhabenwollen« einer chronischen Erkrankung ist eine der typischsten Reaktionen nach der Diagnosestellung. Diese Zeitspanne hat geradezu eine Pufferfunktion, die es ermöglicht, die Erkrankung sukzessive anzunehmen. Gerade die jungen Patienten verbleiben häufig über einen sehr langen Zeitraum in dieser Phase. Für einen jungen Menschen ist das Eingestehen einer Erkrankung inkompatibel mit für dieses Alter typischen Charakteristika wie Gesundheit und Sportlichkeit. Verdrängung und Verleugnung kann aber auch bedeuten, dass die Betroffenen von einer Fehldiagnose ausgehen oder aber die Behandlung komplett ablehnen.

3. Phase der intensiven Gefühle. In diesem Bewältigungsabschnitt steht vor allem die Frage »Warum gerade ich bzw. wir?« an vorderster Stelle. Schon sehr kleine Kinder äußern diesen Gedanken. Zudem zeigen die Patienten Gefühle wie Wut, Angst, Enttäuschung und Trauer. Diese Emotionen können sowohl offen geäußert, aber auch versteckt über Abwehrmechanismen (s. unten) wie z. B. Projektion auf die soziale Umgebung kompensiert werden. Auch Rückzug und Depression sind charakteristische Momente dieser Bewältigungsstufe. Gerade Jugendliche wirken in dieser Zeit niedergeschlagen. Sie ziehen sich zurück, meiden Außenkontakte oder verschanzen sich z. B. hinter ihren Computern. Solche Niedergeschlagenheit sollte als Reaktion auf die Erkrankung verstanden und auch akzeptiert werden.

4. Phase des Handelns und Verhandelns. Diese Phase ist oft durch eine große Betriebsamkeit und Aktivität gekennzeichnet: Man versucht alles Mögliche in Bewegung zu setzen, um die Krankheit meistern. Neben einer ausgeprägten Informationssuche z. B. über Fachliteratur oder Internetrecherchen kann häufig auch eine Hinwendung zu alternativen bzw. komplementären Behandlungsmethoden beobachtet werden. Es ist aber auch eine Phase des »Ver-Handelns«, in der vor allem die Eltern die Ausprägung der Diagnose in Frage stellen oder aber die Dosis der Medikamente zu reduzieren suchen, da sie die Erkrankung des Kindes als nicht so »ausgeprägt« wie von ärztlicher Seite diagnostiziert sehen.

5. Phase des Gleichgewichts und der Restabilisierung. Nachdem vor allem die Diagnosestellung, aber auch die emotionale Verarbeitung der Erkrankung häufig als eine Krisensituation empfunden wird, führt die letzte Phase der Krankheitsverarbeitung wieder zurück in eine Art andere oder neue Normalität: Alltag und Krankheit rücken in ein Gleichgewicht. Es können Energien reaktiviert und das Schicksal kann besser akzeptiert werden. Für ein betroffenes Kind bedeutet eine solche Restabilisierung, statt einer verbotenen Sportart ein neues Hobby gefunden zu haben. Die meisten Patienten und Eltern erreichen diese Stufe, allerdings können vor allem Schübe einen »Rückfall« in vorherige Stufen verursachen. Die Tatsache, dass man nun besser informiert ist und auch Hilfsmöglichkeiten kennt, ist zumeist ausschlaggebend dafür, nicht ganz »von vorne« anfangen zu müssen.

2.2 Krankheitsbezogene psychosoziale Belastungen und Anforderungen

Eine chronische rheumatische Erkrankung bringt viele Veränderungen mit sich, nicht nur für die betroffenen Kinder und Jugendlichen, sondern auch für die gesamte Familie. Im Folgenden werden zunächst innerpsychische Belastungen dargestellt, bevor auf das soziale Umfeld eingegangen wird.

Ziel ist es, Belastungen und Verhaltensweisen der Betroffenen zu erklären und verständlich zu machen. Die beschriebenen Aspekte sollen dabei lediglich generelle Probleme darstellen. Das Erleben von Belastungen und Anforderungen ist stets individuell verschieden.

2.2.1 Krankheits- und behandlungs-spezifische Aspekte

Bei der Krankheitsbewältigung handelt es sich um einen psychosozialen Adaptationsprozess: Die Anforderungen der Erkrankung und ihrer Behandlung müssen an die Erfordernisse des täglichen Lebens angepasst werden. Eine Krankheit zu bewältigen heißt nicht nur, die Krankheit und ihre Therapie zu meistern oder zu verarbeiten, sondern es müssen darüber hinaus innerpsychische und psychosoziale Aspekte aufgefangen werden.

Belastend sind für die Betroffenen selbst natürlich die Maßnahmen, die direkt mit der Behandlung der Krankheit verbunden sind. So bedeutet der Krankenhausaufenthalt immer auch eine Trennung von der Familie, den Freunden und Mitschülern. Nicht selten leiden die Kinder unter großem Heimweh. Vor allem aber werden unangenehme Maßnahmen im Zusammenhang mit Diagnostik und Therapie wie Blutentnahmen oder Injektionen als unangenehm erfahren. Insbesondere kleine Kinder können massive Spritzenängste entwickeln, die manchmal ein weiteres Vorgehen unmöglich machen. Hier entsteht eine Assoziationskette:

Kranksein = Spritzen = Angst und Schmerz = unangenehme Gefühle = Abwehrhaltung.

Diese Aversionen beziehen sich aber auch z. B. auf die Farbe oder den Geruch eines Medikaments, was über Konditionierungsprozesse zu Übelkeit und Erbrechen schon im Vorfeld einer Injektion führen kann.

Äußerlich sichtbare Zeichen wie z. B. Fehlstellungen der Gelenke, Kleinwüchsigkeit, unerwünschte Wirkungen von Medikamenten (z. B. Cushing-Syndrom nach Einsatz von Kortikosteroiden) oder auch das Tragen von Hilfsmitteln (Einlagen, Schienen) vermitteln dem betroffenen Kind ein Gefühl des Andersseins und bringen es in eine Sonderrolle, in der es sich ständig erklären muss oder aber Reaktionen wie Bemitleidung oder Ablehnung erfährt.

Der umfassende Behandlungsplan bei einer rheumatischen Erkrankung im Kindes- und Jugendalter muss auch zu Hause fortgeführt werden. Dadurch entstehen natürlich erhebliche Einbußen im Freizeitbereich.

2.2.2 Innerpsychische Prozesse

Ein Teil der krankheitsspezifischen Konflikte ist in der Regel sowohl für die Eltern der betroffenen Kinder und Jugendlichen als auch für die Ärzte und Stationsmitarbeiter leicht erkennbar, da die jungen Patienten z. B. ein Missfallen der Therapiemaßnahmen offenkundig oder z. B. Schmerzen durch Verhaltensänderungen oder Klagen deutlich machen.

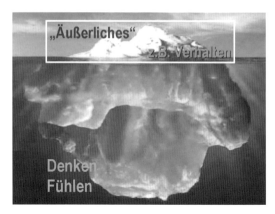

◘ **Abb. 2.1.** Das Eisbergmodell

Dagegen entziehen sich innerpsychische Prozesse zumeist unserer Beobachtung. Das Denken und Fühlen eines rheumakranken Kindes liegt wie bei einem Eisberg (◘ Abb. 2.1) im Verborgenen.

Zu diesen innerpsychischen Prozessen gehört u. a. das subjektive Krankheitskonzept, mit dessen Hilfe sich ein betroffenes Kind Ursache, Symptomatik und Prognose seiner Erkrankung sowie das Krankheitsgeschehen zu erklären versucht. Hier können z. B. fiktive oder irrationale Vorstellungen vorherrschend sein, wodurch ein unbeschwerter Umgang mit der Erkrankung verhindert wird.

Ein anderer Aspekt der gedanklichen Ebene ist das subjektive Behandlungskonzept eines Patienten. Hier sind Vorstellungen über die Wirkung, Ziel und Durchführung der Therapie abgebildet. Ein unangemessenes Behandlungskonzept kann beispielsweise Behandlungsängste oder eine ablehnende Therapieeinstellung (Noncompliance) hervorrufen.

Teilweise durch Medien, aber vor allem auch durch Selbst- und Fremdwahrnehmung beeinflusst, existiert bei jedem Menschen ein Körperkonzept, also ein Sammelsurium von Eindrücken, wie eine Person sich selbst in ihrem Körper wahrnimmt. Insbesondere bei Jugendlichen hat die Körperlichkeit einen hohen Stellenwert. Der Eindruck vom eigenen Körper (»body image«) kann durch die rheumatische Erkrankung stark negativ gefärbt werden, sodass sich betroffene Jugendliche z. B. weniger attraktiv fühlen.

Die kognitve Entwicklung eines Kindes nimmt großen Einfluss auf das Krankheits- und Behandlungskonzept eines Kindes. Der kognitive Entwicklungsstand wird nach Piaget in verschiedene Phasen eingeteilt. Ein kleines Kind von wenigen Jahren (Phase des präoperativen Denkens) erfährt seine Krankheit eher als etwas Beunruhigendes. Sein Entwicklungsstand und damit verbunden das kognitiv-emotionale Krankheitskonzept lässt es noch nicht zu, sich weitreichende Gedanken über die Krankheit zu machen. Eine Bedrohung erfährt das kleine Kind eher durch äußere unangenehme Prozeduren wie Blutentnahmen oder Injektionen. Das heißt, die Krankheit ist identisch mit den spürbaren Symptomen oder Körperempfindungen. Entsprechend wird das Kind den Arzt oder die Schwester, aber auch die Eltern, die es ins Krankenhaus gebracht haben, für sein »Leiden« verantwortlich machen. In diesem Alter reagieren die kleinen Patienten eher darauf, wie die Eltern mit der Erkrankung umgehen: Zeigen die Eltern einen positiv gefärbten Umgang mit der Erkrankung, so hat dies in der Regel auch beruhigende Wirkung auf die Kinder.

Mit zunehmendem Alter und somit kognitiver Reife ändert sich auch das Krankheitskonzept. Kinder ab dem Grundschulalter (konkret-operationale Denkmuster) sehen schon eher einen Ursache-Wirkungs-Zusammenhang, d. h., das Kind kann z. B. nachvollziehen, dass seine Beschwerden durch eigene oder auch ärztliche Maßnahmen beeinflusst und somit auch verbessert werden können. Kinder ab etwa dem 11. Lebensjahr (formal-operationales Stadium) nähern sich dem Denkmuster von uns Erwachsenen langsam an. Das heißt, sie verstehen nicht nur Zusammenhänge, sondern begreifen auch Wirkmechanismen von Therapien oder Medikamenten. Allmählich entwickelt sich ein umfassendes Konzept. Oftmals lassen sich in diesem Alter, z. T. auch schon eher, auffällige Entwicklungsungleichmäßigkeiten erkennen. So glänzt ein Kind z. B. einerseits durch fachmännische Äußerungen von medizinischem Wissen (»unser kleiner Professor!«) und fällt andererseits durch Entwicklungsrückschritte auf (»spielt noch mit Puppen«).

Jugendliche begreifen in der Regel ihre Erkrankung in einem umfassenden Konzept, in dem Ursachen-Wirkungs-Zusammenhänge genauso erkannt werden wie psychosoziale Belastungsfaktoren und Anforderungen. In diesem Alter spielen auch altersspezifische Entwicklungsaufgaben, die der Jugendliche oder junger Erwachsene zu lösen hat, eine

Rolle. Unter Entwicklungsaufgaben verstehen wir Bewältigungsleistungen, die einerseits individuelle Bedürfnisse, andererseits gesellschaftliche Anforderungen darstellen. Beispiele für solche Entwicklungsaufgaben sind die Akzeptanz der körperlichen Veränderungen und des eigenen Aussehens, die Aufnahme enger/intimer Beziehungen, die Ablösung vom Elternhaus die Orientierung auf Ausbildung oder die Entwicklung einer Zukunftsperspektive. Für einen jungen Rheumatiker ist eine zufriedenstellende Lösung dieser Aufgaben doppelt schwer, da er gleichzeitig auch die Erfordernisse seiner Krankheit managen muss. Manche krankheitsspezifischen Belastungen sind mit den zu lösenden Entwicklungsaufgaben schwer vereinbar; so führen die eingeschränkten körperlichen Möglichkeiten z. B. zu Problemen bei der beruflichen Orientierung, oder ein negatives Körperkonzept hat eine Zurückhaltung bei der Aufnahme von intimen Beziehungen zur Folge.

Auf die allgemeine und kognitive Entwicklung des Kindes hat die Entstehung einer rheumatischen Erkrankung ebenfalls großen Einfluss. Während manche Entwicklungsbereiche unabhängig von der Erkrankung verlaufen, können durch die emotionale und körperliche Belastung, Stresswirkung der Krankheit oder die sozialen Umfeldveränderungen bestimmte Entwicklungsstränge gehemmt oder gestört sein (z. B. geringes körperliches Wachstum, verminderte Informationsverarbeitung). Andererseits kann durch die Auseinandersetzung mit der Krankheit oder durch Gedanken zu abstrakten Fragen des Lebens auch ein Entwicklungsvorsprung z. B. im kognitiven Bereich festgestellt werden.

2.2.3 Chronischer Schmerz

Neben Schwellungen und eingeschränkter Beweglichkeit ist der chronische Schmerz ein wesentliches Symptom bei einer rheumatologischen Erkrankung im Kindes- und Jugendalter. Kindliche Schmerzreaktionen weichen häufig von denen der Erwachsenen ab und werden daher oftmals nicht richtig ernstgenommen. Zieht sich z. B. ein Kind zurück, kann dies ein Hinweis auf empfundene Schmerzen sein. Insbesondere Kleinkinder verfügen nicht über das oben genannte Repertoire von Schmerzstrategien, sondern müssen diese noch mit Hilfe von Erwachsenen erlernen. Hier ist viel Einfühlvermögen und Beobachtungsgabe gefordert, um die Beschwerden richtig einschätzen zu können.

Während die Beschwerden beim erwachsenen Rheumatiker stark im Vordergrund stehen, sind Kinder und Jugendliche eher in der Lage, die Beschwerden u. a. durch Ablenkung (also z. B. im Spiel) zu kompensieren. Vor allem im schulischen Bereich kann die bewusste Ablenkung von Schmerzzuständen allerdings auch zu Konzentrationsproblemen führen.

Schmerz ist als ein biopsychosozialer Prozess zu verstehen, d. h., die Schmerzwahrnehmung ist nicht nur nerval gesteuert, sondern wird auch durch psychosoziale Aspekte wie Stress, Angst, Leistungsdruck, familiäre Strukturen usw. beeinflusst. Treten vermehrt Schmerzimpulse und/oder oben genannte Schmerzverstärker auf, kann sich der Schmerz chronifizieren. Es entsteht ein Schmerzgedächtnis, wodurch sich in der Regel auch die Schmerzempfindlichkeit erhöht.

2.2.4   Soziales Umfeld

Nachdem im ersten Teil die innerpsychischen Prozesse beleuchtet wurden, soll im folgenden Teil der Fokus auf äußere Prozesse und das soziale Umfeld verlagert werden. Die Sichtweise der Familie soll dargestellt werden, ebenso wie schulische und berufliche Besonderheiten.

Familie

»Rheuma hat immer die ganze Familie.« Dieser Satz hat sich in der Praxis häufig bewahrheitet. Tatsächlich hat die rheumatische Erkrankung eines Kindes immer auch Auswirkungen auf alle Familienmitglieder. Erkrankte Kinder, Mütter, Väter und Geschwister erleben die chronische Krankheit und ihre Belastungen aus unterschiedlichen Perspektiven. Auf diese Besonderheiten im Erleben der einzelnen Familienmitglieder soll folgend eingegangen werden.

Sichtweise der Mütter und Väter

Die Mitteilung der Diagnose, in der Regel durch den behandelnden Arzt, ist für die meisten Eltern ein Schockerlebnis. Gerade bei rheumatischen Erkrankungen haben viele Mütter und Väter bereits einen längeren Weg von Arzt zu Arzt hinter sich, bis sie an einen Kinderrheumatologen verwiesen werden (Schwind u. Becker 1993). Die Zeit der Ungewissheit ist durch die Kenntnis der Erkrankungsart vorbei, was zum einen eine Erleichterung darstellen kann, aber zum anderen auch neue Fragen, Ängste und Sorgen aufwirft.

Die Eltern müssen sich damit auseinander setzen, dass ihr Kind chronisch krank ist. Die verständlichen Hoffnungen auf ein sich gesund entwickelndes Kind sind plötzlich beeinträchtigt (Bogyi 1996). Der Lebensalltag muss umgestellt werden. Durch Medikamenteneinnahmen, therapeutische Maßnahmen und Arztbesuche müssen die Eltern viel Zeit aufwenden. Die gesamte Aufmerksamkeit wird auf einmal für das kranke Kind benötigt. Eigene Interessen, soziale Kontakte und auch andere Familienmitglieder werden nicht selten in dieser Zeit vernachlässigt (Schwind u. Becker 1993).

Beziehungen in der Familie können sich verändern. Vielfach wird in der Fachliteratur von einer engeren, z. T. symbiotischen Bindung der Mutter an das kranke Kind berichtet. Die Mütter sind meist die Hauptpflegekräfte und daraus resultierend oft stark belastet (Salewski 2004). Gerade bei chronisch kranken Kindern sieht man häufig das Phänomen der Überbehütung, was zur Einschränkung der kindlichen Aktivitäten und zu erschwerter Kontaktaufnahme gegenüber Gleichaltrigen führen kann. Selbstständigkeit und Eigenverantwortung der Kinder werden dadurch unterdrückt.

Obwohl in der Literatur meist nur von den Müttern die Rede ist, sind die Väter ebenso belastet. Der Vater gilt, auch nach heute noch gültigen gesellschaftlichen Rollenzuschreibungen, vielfach als Haupternährer der Familie, was in der Situation mit einem chronisch kranken Kind und durch die häufigen finanziellen Mehraufwendungen noch bedeutsamer ist. So befinden sich Väter oft in einem Konflikt zwischen der Notwendigkeit der Berufstätigkeit einerseits und dem Wunsch, in dieser schwierigeren Situation mehr Zeit mit der Familie und dem kranken Kind verbringen zu wollen, andererseits (Seiffge-Krenke et al. 1996; Fentner u. Seiffge-Krenke 1997). Nicht selten sieht man bei

Vätern rheumakranker Kinder aber auch einen stärkeren Hang zur Leugnung der Krankheit. Die gesundheitlichen Probleme des Kindes werden von ihnen als übertrieben oder lediglich vorübergehend eingestuft. Insgesamt wird deutlich, dass Mütter und Väter die chronische Erkrankung ihrer Kinder unterschiedlich erleben, je nachdem wie stark sie in die Betreuung eingebunden sind (Salewski 2004).

Sichtweise von Geschwisterkindern

Geschwister chronisch kranker Kinder sind in der Forschung weitgehend vernachlässigt. Neben der Betrachtung des Krankheitserlebens des betroffenen Kindes und seiner Eltern wurden die Geschwisterkinder oft vergessen. So ist in der Literatur von sog. »Schattenkindern« die Rede (Schwind 1996; Sesterhenn 1991), was besagt, dass die Geschwister oft im Schatten ihrer Schwester oder ihres Bruders stehen, bei denen die Erkrankung übermächtig scheint.

Die chronische rheumatische Erkrankung der Schwester oder des Bruders bedeutet auch für die Geschwister einen starken Einschnitt in ihren Lebensalltag. Sie fühlen sich häufig zurückgesetzt hinter dem kranken Kind und berichten über geringere Zuwendung seitens der Eltern (Sesterhenn 1991). Vielfach erleben sie eine Bevorzugung des kranken Kindes, dessen Bedürfnisse auf einmal an erster Stelle stehen, während von ihnen Rücksicht und Verständnis erwartet wird. Besonders ältere Schwestern werden häufig in die Pflege des kranken Kindes und in Haushaltsaufgaben mit einbezogen (Tröster 1999). Nicht selten sind die Geschwisterkinder mit diesem ihrem Alter nicht entsprechenden Reifeanspruch überfordert, eigene Wünsche, Bedürfnisse und Emotionen zurückstellen zu müssen. Aggressive oder regressive Verhaltensweisen können ans Tageslicht treten, um die Aufmerksamkeit der Eltern für sich zu gewinnen (Bogyi 1996). Wichtig ist, auch gerade bei vererbbaren chronischen Erkrankungen, die oft heimliche Angst der Kinder zu berücksichtigen, ebenfalls zu erkranken oder, insbesondere bei kleinen Kindern, die Angst vor »Ansteckung«. Manche Geschwisterkinder klagen plötzlich selbst über Gelenkschmerzen, um die gleiche Aufmerksamkeit der Eltern zu erhalten.

Daraus wird ersichtlich, dass Rheuma immer die ganze Familie betrifft. Auch wenn nur ein Familienmitglied erkrankt ist, so ändern sich doch Lebensgewohnheiten für alle. Das Familienleben muss erst einmal neu geordnet werden, um wieder eine Balance zu finden.

Kindergarten und Schule

Schule und Kindergarten haben für Kinder neben der Familie eine entscheidende Bedeutung für ihre Entwicklung. Der Besuch dieser Einrichtungen bedeutet nicht nur Erwerb von Wissen, Fähigkeiten und Fertigkeiten. Insbesondere die sozialen Kontakte, die Teilnahme an Gruppenprozessen, die Auseinandersetzung mit Gleichaltrigen und das Knüpfen von Freundschaften sind für alle Kinder von besonderer Bedeutung. Sie stellen einen großen Teil kindlicher Lebensqualität dar. Für viele rheumakranke Kinder und auch Eltern stellt sich die Frage, wie es nach der Diagnosestellung im Kindergarten und in der Schule weitergeht. Häufig wollen die betroffenen Kinder nichts über ihre Krankheit verlauten lassen. Der Wunsch nach Normalität und Zugehörigkeit ist dabei besonders wichtig.

Für rheumakranke Kinder im Kindergarten gibt es häufig Probleme, weil sie infolge ihrer Erkrankung nicht an allen körperlichen Aktivitäten teilnehmen können. Das Mitmachen beim Toben, Springen und Klettern kann krankheitsbedingt untersagt und dadurch problematisch sein, weil dies zur Ausgrenzung beiträgt. Kleine Kinder klagen häufig nicht über Schmerzen, sondern weichen unbewusst in Schonhaltungen aus. Wenn Erzieher und Betreuer nicht über die Besonderheiten rheumatischer Erkrankungen aufgeklärt sind, können sie Gelenkbelastungen und -überlastungen nicht richtig einschätzen und die Kinder somit ungewollt überfordern.

Wenn es um die Integration chronisch kranker und behinderter Kinder an den Regelschulen geht, stehen die Erwartungen häufig hinter der Realität zurück. Der Erfolg hängt sehr von der Bereitschaft der Lehrer und Eltern ab, gemeinsame Lösungswege zu suchen und umzusetzen.

Die Mutter eines an einer rheumatischen Erkrankung leidenden Kindes beschrieb ihre Erfahrungen folgenderweise: »Bei der Einschulung sprach ich mit dem Rektor, bat um

▼

einen Klassenraum in der unteren Etage, Be-
freiung vom Schulsport und Verständnis für
Alexanders Müdigkeit durch die vielen Me-
dikamente. Ich bekam die Antwort, es doch
vielleicht an einer Behindertenschule zu ver-
suchen. Das tat weh!« (Schubert 2001)

In vielen Fallbeispielen wird zudem deutlich, dass rheumakranke Schüler oft in ihrer **Glaubwürdigkeit** gegenüber Mitschülern und Lehrern eingeschränkt sind. Die besondere Krankheitsspezifik bringt es mit sich, dass die rheumatische Erkrankung vielfach nicht nach außen sichtbar ist. Dies ist einerseits von Vorteil, da die Kinder nicht anhand von äußerlichen Merkmalen auffallen und stigmatisiert werden können. Allerdings sind dadurch auch Probleme und Schwierigkeiten für Außenstehende nicht ohne weiteres nachvollziehbar. Aufgrund der Morgensteifigkeit der Gelenke können viele rheumakranke Schüler früh in den ersten Unterrichtsstunden schlecht einen Stift halten, nur langsam schreiben oder laufen. Wenn die gleichen Kinder dann gegen Mittag, weil die Gelenkeinschränkungen sich gelegt haben, fröhlich sind, auf dem Schulhof rennen, im Unterricht ohne Probleme mitschreiben und anscheinend keine Schmerzen mehr haben, werden sie nicht selten als Simulanten oder Drückeberger abgestempelt (Grave 2001).

Die **Wege im und um das Schulgebäude** herum werden häufig zum Problem, da insbesondere Kinder mit Schmerzen und Einschränkungen in den unteren Extremitäten Schwierigkeiten mit dem Laufen und Treppensteigen haben.

Schulsport ist ein Thema, das für rheumakranke Kinder sehr problematisch ist. Wurde früher eher ein generelles Schulsportverbot ausgesprochen, geht die heutige ärztliche Richtlinie eher dahin, die Teilnahme am Schulsport nach individueller Einschätzung zu ermöglichen. Diese Regelung wird aber von vielen Schulen eher abgelehnt, und es heißt häufig: »Alles mitmachen oder gar nichts«.

Weiterhin stellen krankheitsbedingte **Fehlzeiten** eine große Belastung dar. Viele Kinder und Jugendliche fehlen regelmäßig über einen längeren Zeitraum in der Schule, häufig bedingt durch Klinikaufenthalte. Die fehlenden Unterrichtsmaterialien von der Schule zu erhalten und den versäum-

ten Lernstoff nachzuarbeiten, gestaltet sich meist schwierig. Aus diesem Grund lastet auf rheumakranken Schülern oft ein großer **Leistungsdruck**, einerseits von Seiten der Lehrer und Eltern, andererseits setzen sich die Schüler diesen Druck z. T. auch selbst. Dabei spielt der Wunsch nach Normalität und Anerkennung eine entscheidende Rolle. Das Wiederholen einer Klassenstufe aus krankheitsbedingten Gründen wollen die meisten vermeiden, weil dies mit einem Verlust von Zugehörigkeitsgefühl und Freundschaften einhergeht. Jedoch ist dies bei schwierigen Krankheitsverläufen teilweise nicht vermeidbar.

Da rheumakranke Kinder und Jugendliche einen großen Teil des Tages in der Schule verbringen, sind zwischenmenschliche Probleme, wie **Hänseleien und Ausgrenzung**, eine große Belastung. Ursachen dafür sind häufig mangelndes Wissen zum Krankheitsbild und daraus resultierendes Unverständnis für die Andersartigkeit der Schüler. Strategien zur Vermeidung schulischer Probleme sowie mögliche Nachteilsausgleiche werden im ▶ Abschn. 2.3.3 behandelt.

Herausforderungen in den Bereichen Freizeit, Peergroup und Berufsorientierung

Rheumakranke Kinder und Jugendliche müssen sich an **viele Regeln, Vorschriften und Verbote** halten. Medikamente müssen zuverlässig eingenommen werden, trotz der teilweise erheblichen Nebenwirkungen. Arztbesuche und Therapien, wie das tägliche Kühlen oder das Durchbewegen der Gelenke, müssen sorgfältig und gewissenhaft durchgeführt werden. Zum Teil wird dabei von den Kindern eine Reife und Einsicht gefordert, die ihrem Alter keinesfalls entspricht. Insbesondere für Jugendliche stellt es eine Herausforderung dar, den Wunsch nach Selbstbestimmung und Unabhängigkeit mit der Abhängigkeit von Medikamenten, Ärzten, Therapeuten und elterlicher Fürsorge in Einklang zu bringen.

Viele **sportliche Aktivitäten** sind aufgrund der Gelenkprobleme **untersagt oder stark eingeschränkt**. Gerade der Sport ist für viele Kinder und Jugendliche jedoch von großer Bedeutung und der Verzicht auf Fußball, Inlineskaten, Ballett oder andere liebgewonnene Sportarten fällt besonders schwer, weil damit vor allem häufig auch ein Verlust von Freundschaften und Zugehörigkeitsgefühl einhergeht. Neue Freizeitaktivitäten zu finden stellt für viele ein Problem dar.

Die täglichen **Therapien beanspruchen viel Zeit**, die bisher für Freizeitaktivitäten, Freunde oder Hausaufgaben genutzt worden ist. Für die gesamte Familie ist es schwierig, alle therapeutischen Anforderungen mit den alltäglichen Aufgaben des Alltags in Einklang zu bringen. Das kann dazu führen, dass vor allem in der ersten Zeit nach Diagnosestellung eine Abschottung nach außen stattfindet, einfach weil die Familie weniger Zeit für Außenkontakte und eigene Interessen hat.

»Jetzt weiß ich, wer meine wirklichen Freunde sind« ist ein Gedanke, den Kinder und Jugendliche nicht selten äußern. Der Verlust von Kontakten zu Gleichaltrigen wird von ihnen als besonders belastend erlebt. Da sie nicht mehr alle Aktivitäten mitmachen dürfen, häufig in der Schule fehlen und therapiebedingt weniger Freizeit haben, sind sie z. T. von der üblichen Alltagsgestaltung Gleichaltriger ausgeschlossen. Junge Menschen haben nach gesellschaftlichen Zuschreibungen jung, fit und aktiv zu sein. Eine chronische Erkrankung passt dazu nicht. Die Entscheidungen, Alkohol zu trinken, wenn gleichzeitig starke Medikamente eingenommen werden, oder mit Gelenkproblemen eine Nacht tanzen zu gehen, sind besondere Herausforderungen für diese Jugendlichen.

Vor diesem Hintergrund kann auch die **berufliche Orientierung** für rheumakranke Jugendliche Probleme aufwerfen. Viele Jugendliche sind unsicher, wie sich Beruf und Krankheit vereinbaren lassen. Manche müssen sich von ihrem Traumberuf verabschieden, weil sie ihm körperlich nicht gewachsen sind. Von Außenstehenden hören junge Rheumatiker vielfach die fälschliche Meinung, dass sie bestenfalls einen Beruf im Büro ausüben können, wo sie unter anderem wenig körperlich belastet und keiner feuchten Witterung ausgesetzt sind. Bei der Suche nach einem geeigneten Ausbildungsplatz treffen rheumakranke Jugendliche häufig auf Vorurteile bezüglich ihrer Leistungsfähigkeit und ggf. ihres Schwerbehindertenstatus. Nicht wenige verschweigen ihre Erkrankung daher und kämpfen sich trotz Schmerzen und Gelenkeinschränkungen durch die Ausbildung. In ▶ Abschn. 2.3.7 und 2.3.8 wird auf Möglichkeiten zur Unterstützung bei der Berufsorientierung eingegangen.

2.3 Strategien der Krankheitsbewältigung

Nach der Darstellung von Belastungen und Anforderungen soll im Folgenden der Fokus auf Strategien zur Bewältigung dieser krankheitsbezogenen Herausforderungen gerichtet werden. Dabei sind neben Information auch konkrete Hilfen und Unterstützungsmöglichkeiten aufgeführt, um rheumakranken Kindern, Jugendlichen und ihren Eltern den Weg zu einer erfolgreichen Bewältigung zu erleichtern.

2.3.1 Bewältigungsstile

Wie gut jemand eine Krankheit bewältigt und meistert, ist abhängig von vielen sog. protektiven Faktoren. Für die jungen Rheumatiker selbst sind das vor allem soziale Aspekte wie Unterstützung durch die Familie und Freunde, eine unproblematische Schul- und Freizeitsituation oder sozial- bzw. persönlichkeitspsychologische Gesichtspunkte. Ein schüchternes, kontaktscheues Kind wird vielleicht eher zu einem grüblerischen Verhalten neigen, während ein sozial gut eingebundener junger Mensch durch seine Freunde optimal abgefedert wird.

In diesem Zusammenhang lassen sich verschiedene Bewältigungsstile herausstellen, die allerdings eher für den Erwachsenenbereich definiert wurden. Sie komprimieren natürlich die vielen individuellen Möglichkeiten, mit einer Krankheit umzugehen. Dabei gibt es keinen »wahren« Weg, sondern vielmehr können die verschiedenen Stile zu unterschiedlichen Zeitpunkten und individuell verschieden sehr effektiv sein.

Verleugnender Bewältigungsstil

Dieser Stil ist nicht nur Bestandteil des Phasenverlaufs (s. oben), sondern auch ein bevorzugter Weg, den besonders ältere Kinder und Jugendliche einschlagen. Krankheit und Schmerzen stehen im gegensätzlichen Kontext zu dem, was eigentlich mit Jungsein verbunden ist, nämlich Gesundheit und

Beweglichkeit. Aus diesem Grund wird all das, was nach außen als »uncool« gilt, verleugnet. Diese Strategie kann zwar einerseits zu Ablehnung der Therapiebereitschaft (Compliance) führen, andererseits aber für den Betroffenen zum Ausdruck bringen, so normal wie möglich leben zu wollen.

Sinnsuchender Bewältigungsstil

Diese Form der Bewältigung einer Krankheit zeichnet sich durch Grübeln und der Suche nach einem Sinn, einem Inhalt, der »Botschaft« der Erkrankung aus. Man findet sie weniger bei den Kindern, sondern vor allem bei den Eltern. Oftmals stehen Fragen wie »Haben wir in der Familie etwas falsch gemacht?« oder »Sollten wir unsere Lebensweise oder Erziehung überdenken?« im Vordergrund. Damit lässt sich zunächst eine Menge Trost finden, allerdings kann diese Vorgehensweise auch schnell zu Resignation und Rückzug führen. So sehen manche Eltern die Erkrankung ihres Kindes als eine Art Fügung, ausgerechnet in diese Familie hineingeboren zu sein.

Aktiver, zupackender Bewältigungsstil

Kennzeichen dieses Stils sind, dass die Betroffenen oder Eltern die Krankheit als bewältigbare Herausforderung ansehen und sich problemorientiert und informiert mit der Erkrankung auseinander setzen. Diese Patienten oder Eltern sind meistens gut informiert und versuchen durch intensive Recherchen auf dem neusten Stand der wissenschaftlichen Forschung in der Kinderrheumatologie zu sein. Auch die Mitgliedschaft und engagierte Mitarbeit in einer Selbsthilfegruppe gehört zu den Charakteristika dieses Stils. Allerdings trifft diese handlungsorientierte Bewältigungsart eher auf Eltern zu. Vielleicht ist dies auch ein Grund, warum Jugendliche selten in Selbsthilfegruppen zu finden sind.

Suche nach sozialer Einbindung und Unterstützung

Personen, die diesen Stil bevorzugen, kompensieren ihre Krankheitslast durch emotionalen Austausch und gegenseitige Verantwortlichkeit innerhalb sozialer Strukturen wie Familie, Freundeskreis, Clique oder Verein. Sie gelten oft als starke Persönlichkeiten, die zudem über eine hohe soziale Kompetenz verfügen. Im sozialen Gefüge können sie ihre Bedürfnisse nach Anerkennung und des Dazugehörens stillen, allerdings wirken sie nach außen häufig so willensstark (»Ich schaffe alles alleine«) und robust, dass sie bezüglich ihrer Erkrankung nach außen als unglaubwürdig erscheinen.

2.3.2   Abwehrmechanismen

Der Begriff Abwehrmechanismus stammt aus der Psychoanalyse. Man bezeichnet damit verschiedene Verhaltensweisen, mit denen sich Menschen vor seelischen Konflikten schützen. Solche Verhaltensweisen lassen sich bei chronisch kranken Kindern und Jugendlichen vermehrt feststellen. Der Einsatz von Abwehrmechanismen entzieht sich in der Regel dem Bewusstsein, sie spielen allerdings einen wichtigen Beitrag zur Selbstkontrolle der Betroffenen bei der Bewältigung eines seelischen Konfliktes wie der chronischen Krankheit. Typische Mechanismen sind die Kompensation (die durch die Krankheit erlebte Schwäche wird durch die Überbetonung eines anderen Charakterzuges ausgeglichen, z. B. überbetontes Leistungsstreben, aggressives Verhalten oder besondere »Coolness«), Fantasie (Aktivitäten und Gedanken verlaufen vermehrt in Fantasiewelten, z. B. PC-Spiele), Projektion (die eigenen Unzulänglichkeiten werden auf andere übertragen), Regression (Rückzug auf frühere Entwicklungsstufen) oder Verdrängung und Verleugnung (Versuch, die Krankheit als nicht existent wahrzunehmen). Obwohl diese Mechanismen eher von der Krankheit wegführen, können sie für eine Weile eine gewisse Schutzwirkung für die Betroffenen haben.

2.3.3   Psychotherapeutische Verfahren

Es gibt keine Patentrezepte, mit denen sich ein schwerwiegendes Ereignis wie eine rheumatische Erkrankung ohne Weiteres bewältigen lässt. Zudem handelt es sich immer um einen individuellen Prozess, sodass auch die Strategien auf den Einzelnen ausgerichtet sein sollten. Hier greifen vor allem psychotherapeutische Verfahren der sog. verhaltens- und ressourcenorientierten Kurzzeittherapie. In erster Linie geht es um supportive Maßnahmen und Hilfe zur Selbsthilfe sowie um Krisenintervention

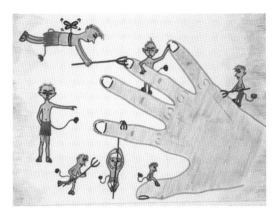

■ **Abb. 2.2.** Kinderbild zum Thema Gelenkschmerz

(Jochmus 1997). Dabei sollten nicht die erlebten Defizite und Handicaps im Vordergrund stehen, sondern es soll eine Fokussierung auf die eigenen inneren Kräfte der jungen Patienten erfolgen. Auf diese Weise werden Probleme, die das Selbstbild oder das Selbstbewusstsein betreffen, reduziert. Das Ziel ist, die Krankheit nicht als einen Faktor zu begreifen, der das ganze Leben bestimmt, sondern der lediglich ein »Puzzlestück« der Persönlichkeit darstellt. Dies ist gerade zu Beginn einer Krankheit sehr wichtig. Da chronisch kranke Jugendliche häufig zu Verschlossenheit neigen, sind vor allem Interventionen effektiv, bei denen kreative und altersentsprechende Methoden (Malen, Spiel, Musik, Cartoons, Kollagen etc.) zum Einsatz kommen (■ Abb. 2.2) (Jochmus 1997; Illhardt 2002).

Ebenso wie es protektive Aspekte gibt, die den Umgang erleichtern (z. B. familiäre Unterstützung), gibt es Risikofaktoren, die die Bewältigung eher erschweren (z. B. geringe soziale Kompetenz, Probleme in der Schule oder psychische Vorerkrankungen). Hier gilt es, das Augenmerk auf eine Reduktion dieser Faktoren zu setzen. Erprobte Maßnahmen sind Trainingsprogramme zum Erlernen der sozialen Kompetenz oder Interventionen aus der kognitiven Therapie (z. B. zur Reduktion von Spritzenängsten).

Teil der psychologischen Betreuung sind im Zusammenhang mit der Schmerz- und Stressbewältigung Entspannungsverfahren (autogenes Training, Tiefmuskelentspannung nach Jacobson, Hypnotherapie, Biofeedback). Vor allem kombiniert mit therapeutischen Geschichten (Fantasiereisen, Imagination), können sie einen Beitrag zur Bewältigung der Rheumaerkrankung leisten. Besonders bei kleineren Kindern ist der Einsatz von therapeutischen Geschichten wirkungsvoll, in denen z. B. bestimmte Tiere als Sympathieträger die gewünschte Botschaft übermitteln.

2.3.4 Beratung und Patientenschulung

Die Information von rheumakranken Kindern und Jugendlichen über ihre Erkrankung und deren Behandlung stellt heute einen wichtigen Baustein im Therapiemanagement dar. Da die Krankheitsbewältigung deutlich mit dem Wissen über die Erkrankung und ihre Behandlung zusammenhängt, ist es wichtig, hier altersspezifische Informationsangebote einzusetzen. Dies kann sowohl in Einzelgesprächen und durch den Gebrauch von kindgerechtem Anschauungsmaterial und Modellen geschehen als auch durch umfassende Schulungsprogramme.

Beratung erfolgt in der Regel in Einzelgesprächen oder zusammen mit Familienangehörigen. Es sollte dabei beachtet werden, dass altersspezifische Modelle benutzt werden, um medizinische oder psychosoziale Themen zu vermitteln. Vor allem in der Anfangsphase der Krankheitsbewältigung sollte Wert auf eine massierte Wissensvermittlung gelegt werden, da zu diesem Zeitpunkt nur beschränkt Informationen aufgenommen werden können.

> *Gerade in der ersten Zeit der Diagnosestellung muss das Bedürfnis der Eltern respektiert werden, das eigene Gleichgewicht durch Betonung der eigenen Problemlösekompetenz, »Normalität« und Abgrenzung von Mitbetroffenen wiederzuerlangen.*
> *(Sarimski 2002)*

Darüber hinaus können Gesprächsrunden für kleinere Patienten- oder Elterngruppen angeboten werden. Hier lassen sich insbesondere gruppendynamische Prozesse sowie lernpsychologische Aspekte (z. B. Lernen am Modell) nutzen.

Auch der Einsatz von kindgerechten Broschüren, z. B. geLENKig – Ein Rheumabuch für Kinder

Patientenschulung »geLENKig-Tage«

Als Beispiel für eine der verschiedenen Schulungsformen werden die »geLENKig-Tage«vorgestellt. Hierbei werden Patienten- und Elternschulungen angeboten, die von einem eigens geschulten, interdisziplinärem Trainerteam (Qualifikation als Schulungstrainer) durchgeführt werden. Zu diesem Team gehören Ärzte, Krankengymnasten, Ergotherapeuten, Psychologen, Sozialarbeiter, Erzieherinnen, Lehrer und Schwestern. An mehreren Tagen werden kleine, möglichst altershomogene Gruppen (ca. 6–8 Teilnehmer) geschult. Bei der Wissensvermittlung werden vor allem Medien, Gestaltungsformen und Modelle genutzt, die dem Alter der Teilnehmer entsprechen (z. B. Tiersymbole für die Medikamente, Rollenspiele, Malen, Basteln, einfache plastische Gelenkmodelle, Spiele, Gruppenarbeit etc.). Ein Frontalunterricht sollte nach Möglichkeit vermieden werden. Nach einer Schulungsmaßnahme erhalten die Kinder und Jugendlichen eine Urkunde, die sie als »Spezialisten« für ihre Erkrankung ausweist.

Die Inhalte der Schulungen wurden bundesweit vereinheitlicht, sodass sich zwar die Art der Durchführung, nicht aber das vermittelte Wissen in den verschiedenen Zentren unterscheidet. Das Schulungsprogramm basiert auf 6 Modulen:

Modul 1 stellt eine kindgerechte Einführung in den medizinischen Teil der Erkrankung dar. Die Teilnehmer erhalten Hintergrundwissen zu den Themen Anatomie der Gelenke, Ablauf von Entzündungsprozessen, Immunsystem, Diagnostik usw. Ziel ist es, die betroffenen Kinder und Jugendlichen über die verschiedenen Krankheitsursachen, -abläufe und aktivitäten zu informieren. Die Teilnehmer sollen zudem ihre spezifische Erkrankung dem entzündlich-rheumatischen Formenkreis zuordnen können.

Modul 2 bezieht sich auf die verschiedenen Therapiemöglichkeiten, wobei ein besonderer Schwerpunkt auf dem breiten Spektrum der medikamentösen Therapie liegt. Es sollen vor allem die Akzeptanz der therapeutischen Maßnahmen und damit eine positive Compliance durch diesen Schulungsabschnitt erzielt werden (◘ Abb. 2.3).

In **Modul 3** werden physiotherapeutische Inhalte vermittelt. Neben der Thematisierung von theoretischen Anteilen (Aufbau und Funktion der Gelenke) lernen die Teilnehmer anhand praktischer Unterweisungen, wie durch bestimmte aktive oder passive Bewegungen Schonhaltungen und Fehlstellungen vermieden werden können. Dabei nimmt der Transfer des Erlernten auf den häuslichen Bereich einen wichtigen Stellenwert ein.

Modul 4 wird von der Ergotherapie bestimmt. Den Schulungsteilnehmern werden wichtige Gelenkschutzregeln vermittelt, und sie lernen Hilfsmittel und Schienen kennen, die ebenfalls Schonhaltung und Fehlstellung vermeiden helfen. Teilweise werden sogar Hilfsmittel selbst angefertigt.

In **Modul 5** stehen vor allem Fragen, die die Alltagsbewältigung betreffen, im Vordergrund. Je nach Alter werden die Teilnehmer mit Aspekten des Sozialrechts (z. B. Schwerbehindertenausweis) konfrontiert. Darüber hinaus werden Möglichkeiten der Freizeitgestaltung sowie Strategien zur schulischen Integration und beruflichen Orientierung in der Gruppe bearbeitet.

Modul 6 befasst sich mit psychologischen Aspekten der Krankheitsbewältigung. Es werden Gefühle und Gedanken der Betroffenen im Zusammenhang mit der Erkrankung thematisiert und gemeinsam aktive und passive Copingstrategien unter Nutzung der eigenen Ressourcen entwickelt. Die Teilnehmer sollen lernen, über Schwächen reden zu können und im Austausch mit Gleichbetroffenen Unterstützung zu erfahren.

Nicht als eigenes Modul, aber als fester Bestandteil des Schulungsprogramms bildet das therapeutische Spiel »Ach Du Dickes Knie« (◘ Abb. 2.4; Illhardt u. Minnebusch 1997) den Abschluss der Patientenschulung. Mit Hilfe von Ereigniskarten, in den Wissensfragen und Aspekte der Alltags- und Krankheitsbewältigung behandelt werden, aber auch Spaßaufgaben gestellt werden, sollen sich die Teilnehmer noch einmal mit den Inhalten der Schulung auseinander setzen (Wiederholungseffekt) und im spielerischen Gruppenprozess neue Strategien der Krankheitsbewältigung kennen lernen.

(Wiedebusch u. Ganser 2012) oder therapeutischen Spielen, z. B. Ach Du Dickes Knie (Illhardt u. Minnebusch 1997), hat sich als Medium zur Wissensvermittlung bewährt.

In den verschiedenen Rheumazentren in Deutschland werden regelmäßige Patientenschulungen angeboten, die sich in der Art der Durchführung unterscheiden. Neben dem stationären Setting, bei dem die Patienten während ihres Krankenhausaufenthalts geschult werden, gibt es Schulungen im Zusammenhang mit einer Rehabilitationsmaßnahme oder Elternwochenenden.

Eine Schulungsmaßnahme ist genau definiert als ein Informationsangebot, das von verschiedenen

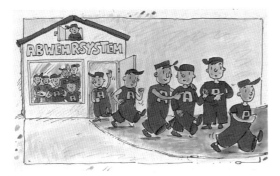

☐ **Abb. 2.3.** Patientenschulung: Das Abwehrsystem

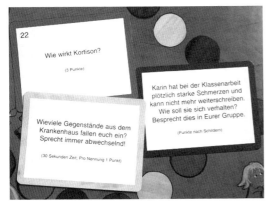

☐ **Abb. 2.4.** Spielkarten des therapeutischen Spiels: »Ach Du Dickes Knie«

Berufsgruppen durchgeführt wird, dem genau abgestimmte Wissensinhalte zugrunde liegen und das gut evaluiert sein muss. Kern dieses Informationsangebots sind verschiedene Module zu den Themen

- Krankheitsbild und -ursachen,
- medikamentöse Therapie,
- Ergotherapie,
- Krankengymnastik,
- Krankheitsbewältigung,
- Alltagsbewältigung (Schule, Berufliche Orientierung, sozialrechtliche Fragen).

Solche Schulungen reduzieren mögliche Krankheits- und Behandlungsängste und steigern die Therapiecompliance. Darüber hinaus haben sie auch einen großen Anteil an einer Verbesserung der Lebensqualität und helfen Kosten im Gesundheitssystem reduzieren.

2.3.5 Atmosphäre: Stationsklima und Therapeut-Patient-Beziehung

Einen wichtigen, oftmals unterschätzten Stellenwert bei der Krankheitsbewältigung nimmt die Therapeut-Patient-Beziehung ein. Kinder sind keine kleinen Erwachsenen, daher brauchen sie auch Therapeuten, die spezialisiert und in der Pädiatrie ausgebildet sind. So sollte z. B. ein Arzt nicht nur seine medizinischen Kenntnisse zum Einsatz bringen, sondern immer auch den psychosozialen Kontext berücksichtigen. Dies macht bei der pädiatrischen Ausbildung auch den Schwerpunkt Jugendmedizin notwendig, damit die Behandler so besser auf die Entwicklungsaufgaben von Jugendlichen eingehen und einwirken können.

Neben der ambulanten Behandlung, die zunehmend an Bedeutung gewinnt und angestrebt wird, müssen rheumakranke Kinder und Jugendliche in Schüben der Erkrankung auch häufig stationär behandelt werden. Deshalb ist es wichtig, ihnen ein Stations- und Krankenhausmodell zu bieten, in der sich ein Kind oder Jugendlicher auch wohlfühlen kann und mit dem nicht nur Kranksein assoziiert wird. So kann das Kind den Krankenhausaufenthalt z. B. als angenehm empfinden, wenn sich hier nicht alles nur um die Krankheit dreht, sondern auch positive Aspekte wie Spiele, Sonderveranstaltungen (z. B. Sommerfest, Ausflüge, Ferienfreizeit usw.) und Clowntherapien stattfinden. Vor allem aber sollte eine wohlwollende, kindgerechte und humorvolle Atmosphäre herrschen.

2.3.6 Familiäre Bewältigung

In verschiedenen Studien wurden Bedingungsfaktoren für eine erfolgreiche oder ungünstige Krankheitsbewältigung in Familien chronisch kranker Kinder und Jugendlicher untersucht. Die Ergebnisse, die dabei hauptsächlich gefunden wurden (Timko et al. 1992; Goldbeck et al. 2001; Reisine 1995; Sesterhenn 1991; Seiffge-Krenke et al. 1996; Handford et al. 1986), sind in ☐ Tab. 2.1 zusammengefasst.

Diese Einteilung sollte jedoch nicht als absolut verstanden werden. Grundsätzlich können hier negativ beschriebene Faktoren für eine gewisse Zeit durchaus wichtig und funktional sein, genauso

◘ Tab. 2.1. Positive und negative Determinanten für die Krankheitsbewältigung

Eher positiv	Eher negativ
Kohäsion und familiärer Zusammenhalt	Vermeidung – Verleugnung der Krankheit und ihrer Probleme
Funktionierende, unterstützende Partnerbeziehung	Psychische und psychosomatische Probleme
Offene Kommunikation, Fähigkeit Gefühle zu äußern	Grüblerische Denkweise
Optimistische Lebenseinstellung	Pessimistische Lebenseinstellung
Unterstützung durch soziales Umfeld	Schweres Krankheitsbild, stark fortschreitende Funktionseinschränkungen
Akzeptanz der Erkrankung, Normalisierung	Rumination (gedankliches Festkrallen an der Erkrankung)

wenig sind die eher positiven Faktoren immer eine Garantie für eine gute Bewältigung.

Grundsätzlich ist es wichtig, die möglichen Risiken zu kennen. Die meisten Familien, so belegen auch Untersuchungen, kommen mit der Erkrankung nach einer gewissen Zeit gut zurecht und können sie in ihren Alltag integrieren. Das sollte für alle Beteiligten das angestrebte Ziel sein. Problematische Familienkonstellationen sollten daher insgesamt nicht überbewertet werden. Es stellt sich die Frage, inwiefern tatsächlich die chronische Krankheit des Kindes die Ursache dafür ist, oder ob die Gründe nicht in einer bereits beeinträchtigten Familieninteraktion zu finden sind.

Neben Belastungen lassen sich jedoch in einigen Familien auch positive Auswirkungen der chronischen Erkrankung eines Kindes finden, wie die Zunahme sozialer Kompetenzen verbunden mit größerem Verantwortungsbewusstsein und Einfühlungsvermögen (Warschburger u. Petermann 2000). Ebenso ist von einem Entwicklungsimpuls in Bezug auf größere Selbstständigkeit und Selbstwert durch die Übernahme neuer Rollen und

Erwerb von Kompetenzen die Rede (Boeger u. Seiffge-Krenke 1996).

Schulungen, Gesprächsrunden und Austausch im Rahmen der Selbsthilfe (▶ Abschn. 2.3.10) sind dabei eine wichtige Unterstützung für die Familien auf dem Weg zu einer guten Bewältigung des Alltags.

2.3.7 Schulische Integration

Die Schule muss der besonderen Lebenslage rheumakranker Kinder und Jugendlicher Rechnung tragen. Schüler mit einer rheumatischen Erkrankung sollten nicht ohne Weiteres in Körperbehindertenschulen eingegliedert werden. Mit bereits kleinen Hilfestellungen und Nachteilsausgleichen können sie wie alle anderen am normalen Unterricht teilnehmen.

Da jedoch nicht davon auszugehen ist und erwartet werden kann, dass Lehrer über rheumatische Krankheiten im Kindes- und Jugendalter umfassend informiert sind, liegt die Informationsverantwortung auf Seiten der Kinder, Jugendlichen und ihrer Eltern. Ein offenes Vorgehen und das Suchen eines klärenden Gesprächs mit Schulleitung und den Lehrern sind daher dringend anzuraten, sobald die Diagnose gestellt ist und der Schüler in die Schule zurückkehrt. Bei einem Schulwechsel sollte die Information noch vor Schuljahresbeginn erfolgen, da eine Planung von Stundenplan und Raumverteilung im Nachhinein oft nur schwer möglich ist.

Wichtig beim Informationsgespräch mit der Schule sind vor allem folgende Punkte (Deutsche Rheuma-Liga Bundesverband 2009):
- Erklärung des Krankheitsbildes und seiner Auswirkungen auf die Schule;
- Gestaltung des Schulalltages (u. a. zweiter Schulbuchsatz, Klassenraum im Erdgeschoss, Verlängerung der Schreibzeit bei Prüfungen, individuelle Leistungsfeststellung);
- Sportunterricht, z. B. (Teil-)Befreiung, Verlegung in Randstunden;
- Umgang mit Fehlzeiten und Weiterleitung der Unterrichtsmaterialien;
- Schulweg und Schultransport;
- Teilnahme an Klassenausflügen.

Nur durch eine intensive Aufklärung lassen sich Vorbehalte, Ängste und Unsicherheiten bei allen Beteiligten abbauen – und so bleibt abschließend darauf hinzuweisen, dass rheumakranke Schüler normal behandelt werden wollen, weder mitleidig belächelt noch ausgegrenzt von anderen. Eine wichtige Aufgabe des Lehrers bleibt in diesem Sinne die Information der Mitschüler, wenn möglich gemeinsam mit dem kranken Schüler. Ein offenes Gespräch und die Thematisierung der besonderen Problemlage und der notwendigen Maßnahmen, die auch die Möglichkeit für Mitschüler umfasst, Fragen zu stellen, kann für alle Beteiligten verständlich machen, dass die Nachteilsausgleiche keine Bevorzugung darstellen, sondern lediglich eine notwendige Hilfe im Umgang mit der Krankheit sind.

2.3.8 Grundsätze für die Berufsorientierung

Eine gezielte Berufsorientierung ist besonders für rheumakranke Jugendliche von herausgehobener Bedeutung. Folgende Grundsätze sollten dabei Beachtung finden:

Frühzeitige Orientierung. Spätestens zwei Jahre vor dem Schulabschluss sollte mit Überlegungen zur beruflichen Zukunft begonnen werden. So können im Vorfeld Hilfs- und Fördermöglichkeiten mit Behörden, wie der Arbeitsagentur oder dem Integrationsamt in die Wege geleitet werden.

Individuelle Interessen und Fähigkeiten als Ausgangspunkt. Es gibt keinen eindeutig »rheumagerechten« Beruf, ebenso ist kein Berufsbild von vornherein generell unmöglich. Aufgrund der Vielfältigkeit rheumatischer Erkrankungen lassen sich Entscheidungen für oder gegen ein Berufsbild nur im Einzelfall mit den Jugendlichen unter Berücksichtigung des Persönlichkeitsprofils und des Krankheitsverlaufs treffen.

Motivation und Stärkung. Durch ihre Erkrankung erleben die Jugendlichen vielfältige Einschränkungen. Wichtig ist es, sie zu befähigen, sich und ihre Fähigkeiten realistisch einzuschätzen.

Je höher der Ausbildungsabschluss, um so besser sind die beruflichen Chancen. Die Jugendlichen sollten keinesfalls in eine Schulform oder in ein Berufsbild gedrängt werden, nur weil ein bestimmter Weg als vermeintlich weniger belastend angesehen wird.

Orientierung auf mehrere Bereiche. Die Ausrichtung auf nur einen ganz speziellen Beruf sollte vermieden werden. Günstiger ist es für Jugendliche, sich in mehreren Bereichen zu orientieren, so z. B. sich für einen Beruf im sozialen, handwerklichen oder medienorientierten Bereich zu interessieren. Es gibt in den meisten Berufszweigen vielseitige Einsatzmöglichkeiten.

Krankheitsverlauf und Belastbarkeit. Je nach Krankheitsbild, Krankheitsaktivität und den daraus resultierenden körperlichen Möglichkeiten muss nach individuellen Wegen gesucht werden.

Anlaufstelle für Beratung und Vermittlung in Ausbildung und Beruf sind die Arbeitsagenturen, die neben der allgemeinen Berufsberatung eine spezielle Rehabilitationsberatung für Erstausbildung anbieten. Die Rehabilitationsberater sind insbesondere mit der spezifischen Situation von chronisch kranken und behinderten Jugendlichen vertraut und unterstützen die Jugendlichen bei der Berufsfindung. Auf dieser Grundlage eines Rehabilitationsantrages kommen verschiedene finanzielle Förderungen für einen Ausbildungsplatz rheumakranker Jugendlicher in Betracht, z. B. berufsvorbereitende Maßnahmen und besondere Ausbildungsbedingungen und Förderungen für Arbeitgeber.

Für Jugendliche mit einem Schwerbehindertenausweis ist zudem der Integrationsfachdienst (IFD) eine empfehlenswerte Adresse. In jedem Arbeitsagenturbezirk gibt es einen IFD, der sich ganz individuell mit der beruflichen Eingliederung behinderter Menschen befasst. Die Mitarbeiter helfen bei der Suche nach einem geeigneten Arbeits- oder Praktikumsplatz, bei der Bewerbung und informieren über Leistungsansprüche und Fördermöglichkeiten.

Wenn die Aufnahme eines Studiums in Betracht kommt, sollte die Entscheidung sorgfältig getroffen werden. Einerseits verschafft ein Studium oft bessere Aussichten zur Teilhabe am Arbeitsleben und zu beruflichem Erfolg. Hochschulen bieten zudem oft flexiblere Möglichkeiten der Zeit- und Arbeitsein- teilung, was bei chronischen Krankheiten beson- ders von Vorteil sein kann. Bei einem Abbruch des Studiums verfügen die Jugendlichen aber über keine berufliche Qualifikation und haben keine Ansprüche auf Arbeitslosenunterstützung oder Erwerbsminderungsrente. Für behinderte Studie- rende gibt es im Universitätsalltag zahlreiche Nachteilsausgleiche. Bei der Zulassung zum Studi- um kann unter bestimmten Voraussetzungen die Durchschnittsnote oder Wartezeit verbessert wer- den, Ortswünsche lassen sich vorrangig realisieren und auch eine sofortige Zulassung zum Studium ist möglich. Zudem gibt es auch während des Studiums Hilfen. An den meisten Hochschulen gibt es Beauf- tragte für Behindertenfragen, die ganz konkret bei der Durchsetzung von Ansprüchen unterstützen. Bei den Studentenwerken sind nähere Informatio- nen und eine umfassende Broschüre über Studium und Behinderung erhältlich (Deutsches Studenten- werk 2013).

2.3.9 Sozialrechtliche Aspekte

Familien mir rheumakranken Kindern haben häu- fig finanzielle Mehraufwendungen durch krank- heitsbedingte Fahrten zu Ärzten und Therapeuten, Pflege des Kindes oder auch Anwesenheit bei länge- ren stationären Aufenthalten. Im Sozialrecht gibt es viele Möglichkeiten, Nachteilsausgleiche geltend zu machen und auch finanzielle Hilfen zu erhalten. Im Folgenden werden die wichtigsten Regelungen und Ansprüche dargestellt, um einen kurzen Einblick in die Thematik zu geben.

Krankenversicherung (SGB V). In Zeiten der Ge- sundheitsreform und Budgetkürzungen ist es heute schwieriger geworden, Leistungen erstattet zu be- kommen, insbesondere für chronisch Kranke. Den- noch sollte auf die Beantragung von Fahrtkosten, Unterkunftskosten oder Krankengeld nicht verzich- tet werden. Jede Krankenkasse hat unterschiedliche Richtlinien, und nicht selten liegen Entscheidungen im Ermessen des Sachbearbeiters. Krankenkassen übernehmen nach dem SGB V **Fahrtkosten** zu sta- tionären Behandlungen. Ambulante Fahrtkosten

für rheumakranke Kinder können übernommen werden, wenn ein Schwerbehindertenausweis mit den Merkzeichen H oder aG bzw. die Pflegestufe 2 oder 3 vorliegen. **Begleitpersonen** können bei Nachweis der medizinischen Notwendigkeit statio- när mit aufgenommen werden, allerdings trifft das in der Regel nur für Eltern von Kindern im Vor- schul- und Grundschulalter zu. Viele Krankenhäu- ser bieten jedoch eine kostengünstige Elternunter- bringung in Wohnheimen oder Elternhäusern an. Eltern haben unter bestimmten Voraussetzungen Anspruch auf sogenanntes **Kinderpflegekranken- geld** für einen Zeitraum von 10 Tagen pro Jahr für jeden Elternteil (Alleinerziehende 20 Tage). In der Zeit besteht ein Anspruch auf unbezahlte Freistel- lung durch den Arbeitgeber. Wenn ein Elternteil erkrankt oder wegen der Mitaufnahme im Kran- kenhaus die daheimgebliebenen Kinder nicht ver- sorgen kann, besteht Anspruch auf **Haushaltshilfe**.

Schwerbehindertenausweis (SGB IX). Rheuma- kranke Kinder sind chronisch kranke Kinder. Des- halb besteht die Möglichkeit, einen Antrag auf Feststellung einer Schwerbehinderung beim Ver- sorgungsamt zu stellen. Mit der Bewilligung eines Ausweises sind Nachteilsausgleiche verbunden. Ein Schwerbehindertenausweis beinhaltet zum einen den Grad der Behinderung (GdB), der in Zehner- schritten von 0 bis 100 bemessen wird, und zum anderen Merkzeichen, die je nach Diagnosestellung und Beeinträchtigung vergeben werden.

Die Nachteilsausgleiche, die der Schwerbe- hindertenausweis mit sich bringt, sind zum einen finanzieller Natur. Dazu zählen Ermäßigungen bei Eintrittspreisen, ermäßigte oder kostenlose Fahrten mit öffentlichen Verkehrsmitteln und steuerliche Vergünstigungen. Im Berufsleben bietet der Ausweis zusätzlich noch einen besonderen Kündigungsschutz, Befreiung von Mehrarbeit und zusätzliche Urlaubstage. Die Sorge, der Schwer- behindertenausweis führe im Berufsleben zu Nach- teilen, kann einerseits nicht als ganz unbegründet betrachtet werden. Andererseits sollte die Scheu vor der Beantragung insbesondere auch für schwerer betroffene Jugendliche nicht zu groß sein, denn seitens des Integrationsamtes gibt es viele – vor allem auch finanzielle – Anreize für Arbeitgeber, Schwerbehinderte einzustellen. Im Vorstellungsgespräch muss der Ausweis rein rechtlich nur angegeben werden, wenn man danach gefragt wird. Jedoch ist ein offener Umgang immer ratsamer als Verschweigen, denn das kann das Arbeitsverhältnis von Anfang an stark belasten.

Die Entscheidung für oder gegen einen Beantragung kann in aller Ruhe getroffen werden. Eine Antragstellung ist in der Regel sehr einfach und auch später jederzeit möglich (Landschaftsverband Westfalen-Lippe 2004).

Pflegeversicherung (SGB XI). Die Pflegebedürftigkeit für rheumakranke Kinder und Jugendliche kann heute oft vermieden werden. Insbesondere bei den schweren Verlaufsformen des kindlichen Rheumas, bei fortschreitenden Beeinträchtigungen und Behinderungen, kann die Pflege jedoch notwendig werden.

Die Antragstellung erfolgt bei der zuständigen Pflegekasse. Die Feststellung der Pflegebedürftigkeit und die Anerkennung einer Pflegestufe gestalten sich oft schwierig, da im Vergleich mit gesunden gleichaltrigen Kindern der erhöhte Pflegebedarf nachgewiesen werden muss. Zur Überprüfung des Bedarfs kommt ein Gutachter des Medizinischen Dienstes zum Hausbesuch. Darauf sollten sich Familien gut vorbereiten und ein Pflegetagebuch führen, worin alle Pflegetätigkeiten detailliert aufgeführt sind. Zur Pflege zählen die gewöhnlichen und regelmäßig wiederkehrenden Verrichtungen in den vier Bereichen: Körperpflege, Ernährung, Mobilität und hauswirtschaftliche Versorgung. Anhand der Pflegeintensität und -häufigkeit wird die Pflegebedürftigkeit in drei Stufen eingeteilt:
- erheblich Pflegebedürftige (I),
- Schwerpflegebedürftige (II),
- Schwerstpflegebedürftige (III).

Da die Pflege schwer rheumatisch erkrankter Kinder und Jugendlicher einen hohen Zeitaufwand und auch eine nicht zu unterschätzende psychosoziale Belastung darstellt, müssen einige Eltern, insbesondere Mütter, ihre Berufstätigkeit aufgeben oder einschränken. Bedeutsam ist daher, dass mit Zuerkennung einer Pflegestufe Leistungen zur sozialen Sicherung der Pflegeperson, Pflegekurse und auch eine Ersatzpflegekraft, um der Pflegeperson eine Auszeit zu geben, möglich sind.

2.3.10 Bedeutung der Selbsthilfe

Selbsthilfe ist ein wichtiger Baustein der Krankheitsbewältigung. Sie funktioniert auf kleinen Ebenen, wenn rheumakranke Kinder, Jugendliche und Eltern gemeinsam im Krankhaus sind und ihre Sorgen und Erfahrungen austauschen. Durch diese Form der informellen Hilfe machen viele die Erfahrung, dass andere gleiche Erlebnisse haben und sie ähnliche Sorgen und Ängste beschäftigen. Am Beispiel anderer ist es möglich, neue Wege einzuschlagen, die vorher undenkbar schienen. Im Gegensatz zur professionellen Hilfe knüpft Selbsthilfe nicht an eine spezifische fachliche Ausbildung, sondern vielmehr an persönliche Erfahrungen sowie praktische Kenntnisse und Fertigkeiten an, die jeder Einzelne erworben hat. Selbsthilfe bedeutet, dass die Mitglieder selbst betroffen sind und in eigener Sache handeln. Die Zusammenarbeit basiert auf Gleichstellung und gegenseitigem Erfahrungsaustausch.

Die Selbsthilfe in organisierten Formen, wie z. B. die Deutsche Rheumaliga, ist heute aus dem Bereich der Kinderrheumatologie nicht mehr wegzudenken. In Zeiten von Budgetierungen und immer einschneidenderen Gesundheitsreformen kann vielfach nur durch den Einsatz betroffener Familien und finanzielle Unterstützung von Sponsoren, Förderern und Stiftungen die professionelle Betreuung in der bisherigen Qualität im Gesundheitswesen erhalten bzw. verbessert werden.

Die Deutsche Rheuma-Liga als bundesweite Organisation rheumakranker Menschen bietet Angebote der Hilfe und Selbsthilfe für die Betroffenen. Vorrangige Aufgaben und Ziele der Rheuma-Liga sind die Aufklärung der Öffentlichkeit, die Vertretung der Interessen Rheumakranker gegenüber Politik, Gesundheitswesen und Öffentlichkeit sowie die Förderung von Forschung.

Darüber hinaus gibt es Selbsthilfegruppen mit teils sehr aktiver örtlicher und überregionaler Arbeit, die direkt an einzelnen Kliniken assoziiert sind und Erfahrungsaustausch, schulische und berufliche Integration sowie Beratung anbieten, z. B. der Bundesverband Kinderrheuma e.V.

Ziel der Selbsthilfe in der Kinderrheumatologie ist es meist, Versorgungsdefizite auf institutioneller Ebene zu beseitigen. Dabei ist die Selbsthilfe jedoch nicht als Konkurrenz zur Fremdhilfe zu sehen, sondern vielmehr als wichtige Unterstützung der professionellen Hilfe. Beide sind wechselseitig voneinander abhängig. Eine gut funktionierende Zusammenarbeit zwischen allen Beteiligten führt letztendlich zu einer qualitativ besseren Versorgungssituation.

2.4 Transition

2.4.1 Generelle Prinzipien der Transition

Juvenile rheumatische Erkrankungen können auch im Erwachsenenalter noch aktiv sein und sind mit Einschränkungen auf körperlicher, funktioneller und sozialer Ebene verbunden. Daher ist es entscheidend, die medizinische und psychosoziale Betreuung über das Jugendalter hinaus kontinuierlich fortzuführen. Die Bewältigung einer rheumatischen Erkrankung ist gerade in der Übergangsphase zum Erwachsenenalter geprägt durch die körperlichen und kognitiven Veränderungen des Patienten in der Adoleszenz.

Eine Verbesserung der Langzeitprognose und Compliance erfordert einen koordinierten, strukturierten, kontinuierlichen Überleitungsprozess mit enger Kooperation der medizinischen Betreuer (»Transition«). Unter Transition versteht man diesen gezielten und geplanten Übergang von Adoleszenten und jungen Erwachsenen mit einer chronischen Erkrankung von einem pädiatrischen Gesundheitssystem in den Erwachsenenbereich. Ziel des Übergangsprozesses ist, eine koordinierte, nicht unterbrochene Gesundheitsversorgung anzubieten, die sich am Alter, den entwicklungsphysiologischen Reifungsprozessen und individuellen Bedürfnissen des Patienten orientiert (Blum 1995).

Für die erfolgreiche Absolvierung der typischen Entwicklungsaufgaben der Adoleszenz benötigt der Jugendliche eine umfassende Unterstützung durch die Familie, die seit der Kindheit betreuenden Ärzte und einen psychosozialen Austausch in altersentsprechenden Peergroups.

Der Übergang vom Kindes- in das Erwachsenenalter und die damit verbundene Bewältigung der Entwicklungsaufgaben ist für chronisch kranke Jugendliche erschwert. Sie sind häufiger in der Schule, im Berufsleben und in der Freizeit eingeschränkt, weisen häufiger chronische Begleiterkrankungen und Depressionen auf als gesunde Gleichaltrige (Beresford 2004). Ihre Lebensbedingungen und Zukunftsperspektiven unterscheiden sich signifikant von denen der Jugendlichen ohne Behinderung (Hurrelmann et al. 2003).

Die Folgen der JIA im Erwachsenenalter sind sowohl auf körperlicher Ebene (erhöhte Morbidität mit Folgen der Erkrankung an Gelenken und inneren Organen, erhöhte Mortalität), auf funktioneller Ebene (Einschränkungen der Funktionsfähigkeit) als auch auf sozialer Ebene (Einschränkungen der Partizipation; erhöhte Erwerbs-, Arbeitsunfähigkeits- und Arbeitslosenrate) lebensverändernd (Minden et al. 2005).

Gerade der Jugendmediziner hat aufgrund seines sozialpädiatrischen und entwicklungspsychologischen Wissens und oft langjährigen Vertrauensverhältnisses gute Voraussetzungen dafür, die adoleszenten Patienten bei ihrer Balance zwischen Entwicklungsanforderungen und Krankheitsanpassung zu unterstützen, die erfolgreiche Absolvierung der Entwicklungsaufgaben als ein therapeutisches Ziel zu bewirken und die Krankheitsbewältigung in Peergroups zu steuern.

Die Phase der Adoleszenz ist aufgrund der soziologischen Entwicklung der letzten Jahrzehnte (früherer Pubertätseintritt, längere Beschulung, höhere Qualifikationen erforderlich, längere finanzielle und emotionale Abhängigkeit von den Eltern) deutlich verlängert (Bühlmann 2001).

Günstige Zeitpunkte für den Transfer sind Änderungen der Lebenssituation der Adoleszenten (abgeschlossene Ausbildung der Sekundarstufe II oder Lehre, Ortswechsel, Beginn des Studiums, Wehrdienst oder Zivildienst), wobei der Patientenwunsch und die individuelle Entwicklung (begrenzte Unabhängigkeit, »Erwachsenen-Sozialisation«) maßgeblich zu berücksichtigen sind (Ganser 2005). Die Schwere der Erkrankung, die Selbstverantwortung und Arztwahl des Patienten sowie eventuelle Störungen von Wachstum und Entwicklung sollten den Zeitpunkt des Transfers wesentlich mit beeinflussen.

2.4.2 Pubertät und Adoleszenz

Zunächst ist zu unterscheiden zwischen den Begriffen Pubertät und Adoleszenz. Hierbei steht Pubertät für die somatischen Entwicklungen (Wachstumsschub, sekundäre Geschlechtsmerkmale, Erlangen der Geschlechtsreife), die unter dem Einfluss hormoneller Veränderungen ablaufen. Adoleszenz steht für die psychosozialen Entwicklungsschritte, die gleichzeitig mit der Pubertät beginnen, diese jedoch um Jahre überdauern. Die Adoleszenz beginnt mit den ersten Pubertätszeichen und endet mit dem Abschluß der körperlichen und psychosozialen Adaptationsvorgänge (Bühlmann 2001).

Die WHO kennt darüber den Begriff »Jugend« für die Altersgruppe der 14- bis 25-Jährigen. Zu den Entwicklungsaufgaben in der Adoleszenz gehören die Selbstständigkeitsentwicklung, der Aufbau reifer Beziehungen, eine Änderung der Körperwahrnehmung, Entwicklung einer Erwachsenensexualität, die kognitive Entwicklung vom konkreten Denken hin zum abstrakten Denken und eigener Identität sowie die Realisierung der Berufsplanung bis hin zu einer konkreten Umsetzung in der Berufsausbildung.

Man teilt die Adoleszenz in eine frühe Phase von 10 bis 13 Jahren, mittlere Phase von 13 bis 16 Jahren und späte Phase von 17 und mehr Jahren ein.

Bereits in der Kindheit werden verdickte Gelenke als kosmetisch störend und unangenehm wahrgenommen. In der frühen Phase der Adoleszenz erfolgt die Konfrontation mit den körperlichen Veränderungen der Pubertät am intensivsten. Auch die Körperwahrnehmung spielt gerade bei einer rheumatischen Erkrankung eine besondere Rolle. Durch eine hohe Krankheitsaktivität kann das Längenwachstum reduziert sein oder die Pubertätsentwicklung um Jahre verspätet eintreten, verbunden mit einem späteren Auftreten der sekundären Geschlechtsmerkmale (Minden et al. 2002a). Generalisierte (Kleinwuchs) und lokale Wachstumsstörungen (z. B. Beinlängendifferenzen, Mikrognathie) treten bei bis zu 30% der Jugendlichen auf und sind gerade in der Pubertät oft eine Belastung.

Auch bei »gesunden« Jugendlichen sind Probleme bei der Akzeptanz körperlicher Veränderungen, die zu Störungen der eigenen Körperwahrnehmung, psychischen Störungen oder Selbstverletzungen führen können, nicht selten. Jugendliche mit Rheuma sind hier besonders gefährdet, müssen sie doch krankheits- oder therapiebedingte Veränderungen ihres Körpers zusätzlich akzeptieren (Seiffge-Krenke et al. 1996).

In der mittleren Adoleszenzphase besteht eine Zeit der Auflehnung und Ambivalenz. Während die wesentlichen pubertären Veränderungen abgeschlossen sind, ist die Entwicklungsaufgabe, den Körper im Rahmen verschiedener Modellbilder anzunehmen. In dieser Phase beobachtet man häufig eine Ablehnung der chronischen Erkrankung mit Noncompliance bezüglich medikamentöser und physikalischer Behandlungen. In der mittleren Phase der Adoleszenz werden die körperlichen Veränderungen normalerweise abgeschlossen; bei Rheumatikern kann das Längenwachstum sich jedoch noch bis zum 20. Lebensjahr hinziehen.

In der späten Adoleszenz besteht die Entwicklungsaufgabe, den Körper so zu akzeptieren wie er ist. Die Integration des Körpers in die Gesamtpersönlichkeit verlangt ein hohes Maß an Toleranz sich selbst gegenüber. Aufgrund der rheumatischen Erkrankung kann eine Entwicklungsstörung entstehen, da äußerlich stigmatisierende Veränderungen als unabänderlich hingenommen werden müssen. Hinsichtlich der kognitiven Entwicklung ist die Fähigkeit zur Abstraktion auch Grundlage für ein zukunftsgerichtetes Denken und die Basis für eigene Wertmaßstäbe. So werden auch Aussagen der beratenden Ärzte bezüglich der Therapie und Langzeitprognose intensiv hinterfragt. Die Schwierigkeit der Beratung liegt darin, dass gerade bei der kognitiven Entwicklung keine Korrelation zum chronologischen Alter besteht. Die Einschätzung, wie weit der jugendliche Patient bereits in der Lage ist, zu abstrahieren und seine chronische Erkrankung mit einzubeziehen, ist deshalb besonders zu berücksichtigen. Eine kontinuierliche Betreuung bis zum Abschluss dieser Entwicklungsphase ist gerade bei chronischen Erkrankungen wertvoll, da sorgfältig abgeschätzt werden sollte, inwieweit der jugendliche Patient in der Lage ist, seine täglichen Therapieschemata konsequent durchzuhalten.

In Bezug auf die Sexualität Jugendlicher gibt es in der Regel keine entwicklungsbedingten Unterschiede zwischen juvenilen Rheumatikern und altersentsprechenden Jugendlichen. In der späten Adoleszenzphase werden langfristige individuelle Partnerschaften als Grundlage für die Intimität gesucht. Chronisch kranke Jugendliche zeigen bezüglich fester Partnerschaften oft eine besondere Zurückhaltung.

In einigen Studien war der Zeitpunkt erster sexueller Aktivität bei Patienten mit systemischer JIA deutlich verzögert. Junge Männer und Frauen mit JIA hatten es schwerer als Gleichaltrige, eine Partnerbeziehung einzugehen. Ausgeprägte physische Behinderungen, ein negatives Selbstbild oder reduziertes Selbstbewusstsein stellten die bedeutendsten Hindernisse für sexuelle Aktivität dar. Aufgrund der komplexen Therapien benötigen Adoleszente ein differenziertes Wissen zu Fertilität und Antikonzeption unter Immunsuppression (Oestensen 2005). Die sozialen Auswirkungen der JIA im Erwachsenenalter betreffen auch Partnerschaft und Familienplanung.

In einer englischen Studie waren die juvenilen Rheumatiker im mittleren Alter von 26,7 Jahren überwiegend Singles, lediglich 33% verheiratet oder in einer Partnerschaft lebend. Dies zeigt einen indirekten Einfluss der Erkrankung auch auf die Sexualität und Partnerschaft (David et al. 1994).

Während der gesamten Adoleszenz spielt die Familie in der Diskussion mit den Jugendlichen eine wesentliche Rolle. Neben den Beziehungen zu den Eltern ist auch das Verhältnis zu den Geschwistern wichtig, gerade im Zusammenhang mit psychosomatischen Problemen oder Symptomen.

Jugendliche gehen den Weg in die Selbstständigkeit nicht in Isolation, sondern sind über weite Strecken in ihrer Meinungsbildung durch die Gleichaltrigen (Peergroups) geprägt. Kontakte außerhalb der Familie im erweiterten sozialen Raum wie Schule, Arbeitsplatz und Freizeit spielen eine besondere Rolle. Die Gruppe der Gleichaltrigen setzt auch wichtige Maßstäbe für medizinische Entscheidungssituationen. So können Einflüsse Gleichaltriger bezüglich Ernährung, Diätverhalten, körperlichem Krafttraining und sportlicher Betätigung zu einer Störung des Selbstbildes oder Verschlechterung der rheumatischen Erkrankung durch nicht adäquate körperliche Belastung führen. Daher sollte bei der Evaluation möglicher Noncom-

pliance die Umfeldsituation der Adoleszenten detailliert analysiert werden. Zeichen der Isolation, der sozialen Desintegration, Aktivität der chronischen Erkrankung und fehlende Kommunikation im Elternhaus sind wesentliche Risikofaktoren für eine Fehlentwicklung und Noncompliance in der Adoleszenz.

Die ärztliche Betreuung und Beratung sollte berücksichtigen, in welcher Position sich die Jugendlichen gegenüber den Eltern befinden, wie weit der Ablösungsprozess bereits fortgeschritten ist. Hierbei können Eltern einen großen Rückhalt darstellen, andererseits aber auch den Autonomieprozess (z. B. durch rigide Wertvorstellungen oder »Overprotection«) wesentlich behindern. Am Ende der Adoleszenz steht eine Selbstständigkeit mit Lösung aus dem familiären Rahmen. Die Selbstständigkeit variiert in verschiedenen Gesellschaftsstrukturen und Kulturen. Chronische Krankheiten können schwerwiegende Auswirkungen auf die psychosoziale Adaptation der Adoleszenten haben. Hinzu kommt, dass Jugendliche häufig relativ lange mit ihren Familien zusammenleben – mit möglicherweise verspätetem Einstieg in das Arbeitsleben und hierdurch bedingt einer verlängerten materiellen Bindung an die Familie.

Die Belastungen und Bewältigungsstrategien hängen einerseits von der Art der chronischen Krankheit, andererseits von der Zeit ihrer Erstmanifestation ab. Krankheiten, die bereits im frühen Kindesalter begonnen haben, führen häufig zu einer vermehrten elterlichen Aufmerksamkeit und Sorge. Die Veränderungen in der Pubertät sind unter Umständen verbunden mit einer Störung der intensiven Eltern-Kind-Beziehung. Das normale Autonomiebestreben des Adoleszenten trifft auf eine elterliche Haltung, die aufgrund der Sorge bezüglich des weiteren Verlaufs der Erkrankung restriktiv und überbehütend ist. Häufig sind demonstrative Konfrontationen die Folge. Das gezielte frühzeitige Einbeziehen des Kindes in diagnostische und therapeutische Verfahren verbunden mit einer Mitverantwortung und Selbstständigkeitserziehung auf der Ebene der Krankheit vermeidet die intensive Auseinandersetzung in der Adoleszenz. Durch frühes Delegieren von therapeutischen Aufgaben an die Kinder kann Selbstverantwortung gefördert und die krankheitsbezogene Selbstständigkeit bereits in der frühen Adoleszenz erhöht werden.

Die Reaktionsweise von Jugendlichen auf eine in der Adoleszenz neu auftretende Erkrankung hängt von der Selbstständigkeitsentwicklung, dem Maß an eigener Persönlichkeit, dem kognitiven Entwicklungsstatus, aber auch dem familiärem Umfeld, der Unterstützung durch Peergroups und der Integration im sozialen Umfeld der Schule ab. Jede chronische Erkrankung birgt das Risiko einer veränderten Körperwahrnehmung, regressiven Verhaltens und schwerwiegender psychosozialer Störungen. Die Gruppe der Gleichaltrigen übernimmt eine entscheidende Rolle für die Krankheitsakzeptanz, da gerade durch die Peergroup dem Patienten ein möglichst großes Maß an Integration und Normalität vermittelt werden soll. Die Eltern werden ebenfalls auf die Krankheitsverarbeitung einwirken. Eine intensive Steuerung des Krankheitsmanagements und Überbehütung durch die Eltern birgt das Risiko einer reduzierten Selbstständigkeitsentwicklung, die trotz der chronischen Erkrankung eine zentrale Entwicklungsaufgabe bleibt. Hierdurch bedingt können Regressionstendenzen oder Störungen der Entwicklung oder Körperwahrnehmung mit begleitenden Erkrankungen (z. B. Essstörungen), psychischen Störungen oder Selbstverletzungen auftreten.

Der Behandler sollte für die Wahl der geeigneten Behandlungsstrategie deshalb die persönlichkeitsspezifischen (intrinsischen) und krankheitsbedingten (extrinsischen) Faktoren analysieren und mit dem Patienten gemeinsam Strategien zur Bewältigung der Erkrankung entwerfen, d. h. Herstellen einer größtmöglichen Normalität in der persönlichen Entwicklung (Bühlmann 2001).

Der Kinder- und Jugendmediziner besitzt gute Voraussetzungen für die Beratung und Wegbegleitung aufgrund der fachlichen Kenntnisse der physiologischen Vorgänge während der Pubertät sowie durch das oft langjährige Vertrauensverhältnis. Stellenweise hat er die Möglichkeit, in Konflikten zwischen Eltern und Geschwistern zu vermitteln, Fehlentwicklungen bei der Ausbildung des adulten Körperschemas zu verhindern und die Transition an der Absolvierung der Entwicklungsaufgaben auszurichten (Ganser 2005).

> **Es besteht in der Phase der Pubertät und Adoleszenz eine deutlich erhöhte Sensibilität gegenüber dem eigenen Körper und dem äußeren Erscheinungsbild. In der Pubertät und Adoleszenz ist nicht immer die medizinisch optimale Therapie die beste Lösung, sondern ein gemeinsam erarbeiteter Kompromiss, der vom Adoleszenten akzeptiert und mitgetragen wird und damit eine größere Chance zur Umsetzung hat. Themen wie Eigenverantwortung im Rahmen der zunehmenden Selbstständigkeit, Körperwahrnehmung, Freizeitverhalten und psychosomatische Probleme nehmen in der Adoleszentenbetreuung einen besonderen Raum ein.**

Nach Absolvierung der maßgeblichen Entwicklungsaufgaben sollte der Jugendliche bzw. junge Erwachsene den Zeitpunkt des Transfers in eine internistisch-orientierte Behandlung selbst bestimmen.

2.4.3 Besonderheiten der Anamnese und Untersuchung in der Adoleszenz

Als besondere Anforderung an das medizinische Personal wird insbesondere Professionalität gefordert; hierbei spielen Vertrauen, Respekt und Ehrlichkeit eine besondere Rolle. Die angewandte Sprache soll gut verständlich sein, medizinische Fachausdrücke sind weitgehend zu meiden. Adoleszente sollten bei möglichen entwicklungsassoziierten Problemen in der Sprechstunde die Gelegenheit haben, ihre Anliegen alleine vorzubringen. Anamnese, körperliche Untersuchung und das Beurteilungsgespräch können unter diesen Umständen mit dem Patienten alleine erfolgen, bevor man die Ergebnisse in Anwesenheit des Patienten auch den Eltern mitteilt. Andererseits ist darauf zu achten, dass bei der Untersuchung eines Adoleszenten, der zum Untersucher gegengeschlechtlich ist, eine für den Patienten vertrauenswürdige Person der Untersuchung beiwohnt, die zum Patienten gleichgeschlechtlich ist. Dies kann ein Elternteil, aber auch ein Mitarbeiter der Einrichtung sein.

Exkurs

Das **Anamnesegespräch** berücksichtigt die Krankheitssituation mit möglichen Fehlzeiten in der Schule, Teilnahme am Schulsport, Freizeitverhalten einschließlich der Wünsche und Möglichkeiten sportlicher Betätigungen, Hobbies, berufliche Pläne und Perspektiven. Die Entwicklungsaufgaben und ihre altersbezogene Absolvierung, die Sozialisation in Peergroups, die Kommunikationsstrukturen und Krankheitsbewältigung sowie emotionale Aspekte spielen eine zentrale Rolle (Bühlmann 2001).

Neben gesundheits- oder krankheitsassoziierten Problemen, deren Ursprung und Relevanz für den Alltag des Patienten müssen auch Ziele und Compliance in der therapeutischen Beziehung und der zukünftige Behandlungsplan unter Berücksichtigung der patientenbezogenen Motivation ausführlich besprochen werden.

Eine offene Gesprächstechnik ermöglicht eine breitere Erfassung medizinischer und auch psychosozialer Probleme. Auch die Problemkreise Depression, Verdrängung der Erkrankung und negative Gedanken, Sexualität und Konsum von Zigaretten, A))lkohol und anderen Drogen sollten bei der Anamnese erfasst werden. Das Thema Antikonzeption unter Immunsuppression sollte aktiv angesprochen werden.

Zu berücksichtigen ist, dass die körperliche Untersuchung für Jugendliche eine Belastung darstellen kann, insbesondere bei fehlendem Vertrauensverhältnis zu dem Untersucher. Aus der Sicht der Adoleszenten geht es nicht darum, abnorme Befunde zu erheben, um eine Krankheitsbeurteilung durchzuführen, sondern auch um die körperliche Integrität und somit eine intime und intensive Auseinandersetzung mit dem persönlichen Befinden. Daher ist es wichtig, sich vor Beginn der Untersuchung ein Bild über den psychosozialen Entwicklungszustand des Patienten zu machen und auf die Psychodynamik der Adoleszenten einzugehen.

Die Untersuchungssituation sollte von den Adoleszenten mitgestaltet sein, insbesondere ist die Gegenwart eines Elternteils vor der körperlichen Untersuchung zu besprechen. Es ist zu berücksichtigen, dass Jugendliche, die körperliche Veränderungen aufgrund ihrer Erkrankung aufweisen, sich häufig nur ungern betrachten und anfassen lassen. Die Untersuchungsschritte sind von daher ausreichend zu erläutern und der Untersuchungsgang zu kommentieren. Mit Rücksicht auf das Bedürfnis nach Intimität sollte der Patient teilweise bekleidet bleiben. Der Untersuchungsgang beinhaltet eine internistische Untersuchung, die Pubertätsentwicklung, die Beurteilung sämtlicher Gelenke hinsichtlich Schwellungen, Überwärmungen und Funktion, Bewegungs- und Gangbildanalyse.

Wesentlich ist auch die Beurteilung möglicher Störungen der körperlichen, psychosozialen und kognitiven Entwicklung – somit der altersentsprechenden Absolvierung von Entwicklungsaufgaben.

> **Gerade eine Entwicklungsstörung in der Adoleszenz und eine gestörte Integration in Peergroups fördern das Risiko erhöhter Abhängigkeit von den Eltern, verzögerte Reifungsprozesse, ein schwaches Selbstbewusstsein, ein vermindertes Selbstvertrauen sowie die Angst vor dem Scheitern in Schule und Beruf. Entscheidend für positive Adaptationsvorgänge bei chronischen Erkrankungen sind langzeitige vertrauensvolle Beziehungen zur Familie, Freunden und Behandlern, um mit individuellen Krankheitsbewältigungsstrategien die chronische Erkrankung anzunehmen und zu meistern.**

2.4.4 Berufliche Eingliederung

Die wichtigsten Einflussfaktoren für die gesellschaftliche Integration junger Rheumatiker sind der soziale Status, die familiären Strukturen und das Umfeld. Viele Patienten haben subjektiv eine hohe Lebensqualität; dennoch sind Auswirkungen der Erkrankungen auf die berufliche und gesellschaftliche Integration junger Rheumatiker gegeben.

In der Langzeitprognose konnte in einigen Studien kein signifikanter Unterschied zwischen Patienten mit juveniler Arthritis und einem altersentsprechenden Kontrollkollektiv hinsichtlich des Ausbildungsstandes, Jahreseinkommens, Krankenversicherungsstatus gezeigt werden. Dennoch sind vermehrte krankheitsassoziierte Schmerzen und Symptome, die höhere Rate an Arbeitslosigkeit, die fehlende Integration in Schule und Beruf, der höhere Grad an Frustration und Depression sowie anderes partnerschaftliches Verhalten direkte oder indirekte Auswirkungen der Erkrankung.

Die **berufliche Zukunft** setzt eine langfristige Planung unter Berücksichtigung der chronischen Erkrankung voraus. Eine an den individuellen Neigungen, Interessen, Möglichkeiten und körperlicher Belastbarkeit orientierte berufliche Ausbildung wird zur Realisation eigener Pläne beitragen, somit dem Adoleszenten den Weg in die Selbstständigkeit und finanzielle Unabhängigkeit ermöglichen.

Eine frühzeitige Beschäftigung mit dem Thema der beruflichen Integration ab der 8. Klasse, regelmäßige Beratungen, Praktika und Erfahrungen unter kontrollierten Verhältnissen mit Unterstützung der Behandler und Familie sowie eine kompetente Berufsberatung durch Rehabilitationsberater der Arbeitsagenturen und eine sozialmedizinische Betreuung fördern die berufliche Eingliederung, orientiert an der rheumatischen Erkrankung sowie an den Wünschen und Fähigkeiten des Patienten.

Nach einer Untersuchung in Deutschland hat der überwiegende Teil junger Erwachsener mit juveniler idiopathischer Arthritis einen qualifizierten Schulabschluss (Hochschulreife ca. 25%, mittlere Reife ca. 35%; Minden et al. 2002a, 2005). Dennoch sind überproportional viele junge Rheumatiker nicht vollzeitig berufstätig, sei es durch verlängerte Ausbildungszeiten, Arbeitslosigkeit oder vorzeitige Berentung. Die hohe Rate von Arbeitslosigkeit bei jungen Rheumatikern macht die Notwendigkeit einer frühzeitigen und individuell an der Krankheitsaktivität und eigenen Erfahrungen ausgerichteten beruflichen Eingliederung deutlich.

Die eingeschränkte Partizipation junger Rheumatiker mit erhöhter Erwerbs- und Arbeitsunfähigkeit und Arbeitslosigkeit sowie die allgemeine Jugendarbeitslosigkeit machen es erforderlich, dass junge Rheumatiker einen möglichst qualifizierten Schulabschluss erwerben, bleibende Behinderungen sowie Störungen von Wachstum und Entwicklung durch spezialisierte Betreuung verhindert werden und die berufliche Eingliederung, orientiert an den individuellen Ressourcen, frühzeitig erfolgt – in Kooperation der Behandlungszentren mit den Arbeitsagenturen und Arbeitgebern (Ganser 2005).

(Zur Berufsplanung siehe
► Abschn. 2.3.8)

2.4.5 Compliance und Lebensplanung

Die antientzündliche Behandlung umfasst den Einsatz von Medikamenten, Physiotherapie, Ergotherapie, physikalischen Maßnahmen und erfordert täglich einen erheblichen zusätzlichen Zeitaufwand von dem Patienten und seiner Familie.

Die Verantwortlichkeit für die Behandlung geht in der Adoleszenz von den Eltern auf den Patienten selbst über. Die Fähigkeit zur Compliance ist einerseits von abstraktem Denken, von der Beurteilung der Konsequenzen für die eigene Zukunft, andererseits aber auch von der Beratung durch Eltern, Peergroups und eigenen Erfahrungen abhängig. Ein langjähriges Vertrauensverhältnis und eine konstante Behandlung durch spezialisierte Behandler wirken sich positiv aus.

Bei der Behandlung rheumakranker Jugendlicher gilt es außerdem, das in diesem Alter typische »Risikoverhalten« zu berücksichtigen. Im Jugendalter werden im Rahmen der Identitätsfindung Grenzen ausgetestet und neu gesteckt. Das Bedürfnis nach neuen anderen Erfahrungen und Bewusstseinserweiterungen führt zum Kontakt mit Alko-

Die **Compliance** stellt das eigentliche Problem der Therapie Jugendlicher dar. Nur etwa jeder zweite Jugendliche nimmt die Rheumamedikamente regelmäßig ein, lediglich jeder fünfte führt die ihm empfohlenen krankengymnastischen Maßnahmen durch oder trägt die verordneten Schienen regelmäßig (Niewerth et al. 2004). Die Ursachen für diese mangelhafte Compliance sind vielfältig und reichen von Vergessen, über mangelhaftes Krankheitsverständnis bis hin zum Vermeiden der Behandlung aus Angst vor unerwünschten Wirkungen der Medikamente oder vor Hänseleien (z. B. beim Tragen von Schienen). Verbessert werden kann die Compliance durch Motivation der Jugendlichen und ihr Einbeziehen in Therapieentscheidungen (Kyngäs 2002).

hol und Drogen. Im Rahmen einer Umfrage berichteten 31% im Mittel 14-jähriger US-amerikanischer Jugendlicher mit JIA über gelegentlichen, 12% über regelmäßigen Alkoholkonsum. Gelegentlichen Nikotin- oder Drogenkonsum gaben 15% an. Drei Viertel der Befragten standen unter Rheumamedikamenten, jeder Dritte unter Methotrexat (Nash et al. 1998). Drogenkonsum sollte also

Transition: Wie der Prozess der Vorbereitung aussehen sollte, hat eine britische Arbeitsgruppe mittels Surveys und Interviews von Jugendlichen und jungen Erwachsenen mit JIA, aber auch des betreuenden medizinischen Personals untersucht (McDonagh et al. 2004). Für den begleiteten Übergang ins Erwachsenenalter wünschen sich Jugendliche Akzeptanz und Kommunikationsbereitschaft von Seiten der behandelnden Ärzte und ein aktives Einbeziehen in Entscheidungsprozesse. Sie legen Wert auf eine individuell angepasste Information bezüglich der Erkrankung, aber auch bezüglich psychosozialer und beruflicher Fragen.

Es bestehen große individuelle Unterschiede in der Entwicklung und Eigenverantwortung. Daher sollte der Zeitpunkt des Betreuungswechsels (Transfer) abgestimmt mit dem Patienten und internistischen Rheumatologen bei stabilem Krankheitsverlauf und am Beginn einer neuen Lebensphase (Schulabschluss, Studium, Beruf) erfolgen und nicht aufgrund einer chronologischen Altersgrenze (Ganser 2012).

Die besonderen Betreuungsbedürfnisse chronisch kranker Jugendlicher wurden in den letzten Jahren zunehmend anerkannt, zahlreiche theoretische Richtlinien für deren effiziente Transition entwickelt und verschiedene Transitionsmodelle bzw. -programme in den USA, Australien und Großbritannien vorgestellt. Eine multidisziplinäre Versorgung Jugendlicher und junger Erwachsener (Ansell et al. 1998) führt zu einer verbesserten Lebensqualität sowie höheren gesundheitsbezogenen Kontrollüberzeugungen (McDonagh et al. 2000; Shaw et al. 2004a–c) und kann auch die Partizipation chronisch kranker junger Erwachsener (Bent, N et al. 2002) verbessern.

In Deutschland besteht noch eine mangelnde Versorgung und unzureichende Koordination bei der Transition kranker Jugendlicher an der Schnittstelle zur internistischen Rheumatologie (Niewerth, Minden 2011). Diesem Thema wird von gesundheitspolitischer Seite erst in den letzten Jahren Beachtung geschenkt, es bestehen jedoch noch strukturelle und finanzielle Defizite. Jeder dritte junge Erwachsene mit noch aktiver JIA wird, entsprechend einer Untersuchung von 215 Betroffenen, unzureichend medizinisch versorgt (Minden et al. 2002a). Die in gut 50% der Fälle fehlende spezialisierte Betreuung war hierfür zumindest teilweise verantwortlich. Das krankheitsbezogene Wissen junger Rheumatiker im Alter von 13 bis 20 Jahren ist bislang unzureichend. So können nur 46% ihre Erkrankung benennen, 30% kennen das Verhalten im Krankheitsschub, 15% können sich unter einer Basistherapie etwas vorstellen (Niewerth, Minden 2011). Jeder zweite Patient im Alter von 17 Jahren muss von den Eltern an die Medikamenteneinnahme erinnert werden, nur jeder 5. Patient war schon alleine in der Sprechstunde.

Mehr als die Hälfte der jungen Rheumatiker wünscht sich eine bessere Vorbereitung auf den Wechsel. Aufgrund unzureichender Vorbereitung und mangelnder Zufriedenheit nach dem Wechsel in die internistische Rheumatologie (36-58%) nehmen ein Jahr dem Wechsel nur noch 63% der Betroffenen die Betreuung bei einem internistischen Rheumatologen wahr (Niewerth, Minden 2011). Standardisierte und strukturierte Transitionsprogramme und ein multidisziplinäres Team mit qualifizierten Bezugspersonen sind daher zur Verbesserung der Versorgung erforderlich. Notwendige Fähigkeiten und Kompetenzen im Gesundheitsverhalten (Lebensstil, Risiken, Sexualität, berufliche Möglichkeiten), Krankheitswissen (Erkrankung, Therapien und Nebenwirkungen, Verhal-ten bei Schüben und Notfällen) sowie Kenntnisse über die Strukturen der Versorgung im Gesundheits- und Sozialsystem sollen erworben und ein ausreichendes Selbstmanagement für den Transfer erreicht werden (Ganser 2012).

Der Transfer in die internistische Rheumatologie erfolgt in einer gemeinsamen Visite, Sprechstunde oder Telefonat mit strukturierter Epikrise und Übergabeprotokollen. Der Zeitpunkt wird gemeinsam mit dem Patienten festgelegt. Die Kommunikation zwischen den betreuenden Einrichtungen sollte bereits lange vor dem Transfer beginnen, eine gemeinsame Betreuung über mehrere Quartale, strukturierte Übergabe und Informationsaustausch über den Zeitpunkt des Arztwechsels hinaus umfassen. Dieses Vorgehen ist günstig für die medizinische Qualität der Weiterbehandlung, Therapieakzeptanz sowie zum Aufbau eines Vertrauensverhältnisses zum neuen Behandler. Ferner ermöglicht es eine Bewertung und Evaluation der Transition und Therapieadhärenz (Ganser 2012).

In den letzten Jahren wurde an zahlreichen pädiatrischen Einrichtungen eine Übergangssprechstunde eingerichtet (www.gkjr.de) und ein strukturieres und standardisiertes Transitionsprogramm auf der Homepage der Gesellschaft für Kinder- und Jugendrheumatologie angeboten. Eine bessere Vernetzung von pädiatrischen mit internistischen Einrichtungen mit speziellen Betreuungsangeboten ist anzustreben. Eine Langzeitstudie des Deutschen Rheumaforschungszentrums (DRFZ) zur Transition (»Jumbo-Studie«) evaluiert die Fortschritte und Defizite im Transitionsprozess.

Eine flächendeckende Etablierung ambulanter gemeinsamer Sprechstunden sowie (ambulante und stationäre) Kooperationsmodelle für junge Rheumatiker (Zielalter 18–23 Jahre) sind erforderlich, um eine

▼

kontinuierliche und koordinierte medizinische Betreuung im Transitionsprozess sicherzustellen. Es ist zu erwarten, dass hierdurch die direkten und indirekten Kosten (fehlende Partizipation, Arbeitsunfähigkeit und frühzeitige Berentung) der Behandlung zu senken sind, eine Verbesserung der Betreuungsintensität und Lebensqualität er-

folgt und die Krankheitslast sowie die krankheitsbedingten Ausfälle in Schule und Beruf deutlich reduziert werden können (Brunner et al. 2004 und Minden, K et al. 2004). Hierdurch können krankheitsbedingte Nachteile chronisch kranker Kinder und Jugendlicher in der Ausbildung und gesellschaftlichen Integration abgebaut werden. Dies wiederum

hat positive Auswirkungen auf die individuelle Krankheitslast, Lebensqualität und die indirekten Kosten, die den Hauptteil (etwa 2 Drittel) der Kosten ausmachen, wenn die Betroffenen das Erwachsenenalter erreicht haben. Arbeitsunfähigkeit und frühzeitige Berentung spielen hierbei eine wesentliche Rolle (Minden et al. 2004).

im Rahmen der Rheumasprechstunde thematisiert werden und eine Beratung der Jugendlichen im Hinblick auf eine potenziell erhöhte Nebenwirkungsrate der Medikamente erfolgen. Beratung ist auch bezüglich Sexualität und Antikonzeption erforderlich. Hinzuweisen ist sowohl auf den Schutz vor sexuell übertragbaren Erkrankungen als auch auf eine sichere Konzeption (besonders relevant für die Jugendlichen unter Basistherapie) (Minden et al. 2005; Oestensen 2005).

> Da die Mehrheit der Jugendlichen mit chronischer Erkrankung ihren ärztlichen Ansprechpartner als Vertrauensperson sieht, ergibt sich die Notwendigkeit der Beratung. Im Rahmen der rheumatologischen Betreuung Jugendlicher sind entwicklungsspezifische Besonderheiten und allgemeine Fragen des Gesundheitsverhaltens zu thematisieren, um die Compliance und eine kontinuierliche Therapie zu gewährleisten sowie altersspezifisches Risikoverhalten zu reduzieren.

2.4.6 Transitionsprozess und Transfer

Eine Fortführung der medizinischen und psychosozialen Betreuung der Patienten mit JIA ist über das Jugendalter hinaus erforderlich, weil die rheumatische Erkrankung oft bis ins Erwachsenenalter persistiert. Mehr als die Hälfte der jungen Erwachsenen haben noch eine aktive Erkrankung mit erhöhten Risiken für Morbidität, Mortalität und Behinderung (Minden et al. 2005). Ein Betreuungswechsel zum Erwachsenenrheumatologen wird somit zu einem bestimmten Zeitpunkt unumgänglich, um eine altersangepasste Behandlung realisieren zu

können. Kinder- und Erwachsenenrheumatologie unterscheiden sich allerdings erheblich, z. B. im Patientenklientel, in der Betreuungsform, den Therapiekonzepten und der Betreuungsintensität (White 2002).

Um dem Patienten den Wechsel von einem pädiatrisch geführten in ein internistisches Versorgungssystem zu erleichtern und Störungen der Compliance und Entwicklung zu vermeiden, ist eine entsprechende langfristige Vorbereitung erforderlich.

> In die Planung der Transition sollen der Patient und seine Familie aktiv einbezogen sein. In einem strukturierten Transitionsprozess über Jahre sollen notwendige Kompetenzen und Fähigkeiten erlernt werden. Dies umfasst eine Unterstützung bei der Krankheits- und Alltagsbewältigung, Absolvierung der altersbezogenen Entwicklungsaufgaben, Selbstständigkeit, Eigenverantwortlichkeit und Compliance. Die individuellen Bedürfnisse des Patienten sollten berücksichtigt werden.

Die aktuelle Lebenssituation (z. B. Wohnortwechsel, abgeschlossene Ausbildung der Sekundarstufe II oder Lehre, Beginn des Studiums, Wehrdienst oder Zivildienst) als äußere Zeichen für absolvierte Entwicklungsaufgaben sowie der Wunsch des Patienten (»Arztwahl«) sind wesentliche Kriterien für den Zeitpunkt des Transfers.

Der Betreuungswechsel (Transfer) wird demnach in der Regel zwischen dem 18. und 21. Lebensjahr stattfinden, der Transitionprozess umfasst die Adoleszenz und das junge Erwachsenenalter (16.–25. Lebensjahr).

Literatur

Ansell BM, Chamberlain MA (1998) Children with chronic arthritis: the management of transition to adulthood. Baillieres Clin Rheumatol 12: 363–373

Bent N, Tennant A, Swift T, Posnett J, Scuffham P, Chamberlain MA (2002) Team approach versus ad hoc health service for young people with physical disabilities: a retrospective cohort study. Lancet 360: 1280–1286

Beresford B (2004) On the road to nowhere? Young disabled people and transition. Child Care Health Dev 30: 581–587

Blum RW (1995) Conference proceedings: Moving on: transition from pediatric to adult health care. J Adolesc Health 17: 3–36

Boeger A, Seiffge-Krenke I (1996) Geschwister chronisch kranker Jugendlicher: Hat die chronische Erkrankung Auswirkungen auf ihre Entwicklungsmöglichkeiten kranke Kinder und Jugendliche –Psychosoziale Betreuung und Rehabilitation. dgvt, Tübingen (Praxis der Kinderpsychologie und Kinderpsychiatrie, 45. Jg, H 10, S 356–362)

Bogyi G (1996) Trauerarbeit in Familien mit einem chronisch kranken oder behinderten Kind. In: Lehmkuhl G (Hrsg) Chronisch kranke Kinder und ihre Familien. Quintessenz, München, S 256–274

Brunner HI, Barron A, Graham T et al. (2004) Effects of treatment on costs & health-related quality of life (HRQL) of children with polyarticular course juvenile rheumatoid arthritis (JRA). Arthritis Rheum 50: S686

Bühlmann U (2001) Adoleszentenmedizin. In: Lentze MJ, Schaub J, Schulte EJ, Spranger J (Hrsg) Pädiatrie. Springer, Berlin Heidelberg New York Tokio, S 449–460

Bullinger M et al. (1996) Erfassung der gesundheitsbezogenen Lebensqualität von Kindern. In: Michels H-P (Hrsg) Chronisch kranke Kinder und Jugendliche – Psychosoziale Betreuung und Rehabilitation. dgvt, Tübingen

Bundesministerium für Arbeit und soziale Sicherung (Hrsg) (2004) Übersicht über das Sozialrecht. Bonn

Cohen F, Lazarus RS (1979) Coping with the stress of illness. In: Stone GC, Cohen F, Adler NE (eds) Health psychology: A handbook. Jossey Bass, San Francisco, pp 217–254

David J, Cooper C, Hickey L, Lloyd J, Dore C, McCullough C, Woo P (1994) The functional and psychosocial outcome of juvenile chronic arthritis in young adulthood. Br J Rheumatol 33: 876–881

Deutsche Rheuma-Liga Bundesverband e.V (Hrsg) (2009) Das rheumakranke Kind in der Schule. Bonn

Deutsches Studentenwerk (Hrsg) (2013) Studium und Behinderung: Informationen für Studieninteressierte und Studierende mit Behinderungen und chronischen Krankheiten, Berlin

Fentner S, Seiffge-Krenk I (1997) Die Rolle des Vaters in der familiären Kommunikation: Befunde einer Längsschnittstudie an gesunden und chronisch kranken Jugendlichen. In: Praxis der Kinderpsychologie und Kinderpsychiatrie, 46. Jg, H 5, S 354–370

Ganser G (2012) Versorgungskonzepte für die Überleitung in das Erwachsenenalter (»Transition«). Akt Rheumatol 2005 30: 168–171

Ganser G, Klimek R, Illhardt A, Mannhardt W (2012) Transitionskonzepte bei juveniler idiopathischer Arthritis. Monatsschr Kinderheilkd 160: 231–36

Goldbeck L, Braun J, Storck M, Tönnessen D, Weyhreter H, Debatin K-M (2001) Adaptation von Eltern an eine chronische Erkrankung ihres Kindes nach der Diagnosestellung. In: Psychotherapie, Psychosomatik, Medizinische Psychologie, 51. Jg, H 2, S 62–67

Grave C (2001) Rheumakranke Kinder und Jugendliche: Ihre psychosoziale Situation und Auswirkungen auf den Schulalltag. In: »Vorlaut« Mitteilungen des Brandenburger Pädagogenverbandes, November 2001, S 5–8

Günter M (2004) Chronische Krankheiten und psychische Beteiligung. In: Eggers C, Fegert JM, Resch F (Hrsg) Psychiatrie und Psychotherapie des Kindes und Jugendalter. Springer, Berlin Heidelberg New York Tokio

Handford A, Dickerson Mayes S, Bagnato SJ, Bixler EO (1986) Relationships between variation in parents' attitudes and personality traits of hemophilic boys. Am J Orthopsychiatry 56: 424–434

Hurrelmann K, Klocke A, Melzer W, Raben-Sieberer U (Hrsg) (2003) Jugendgesundheits-survey. Juventa, Weinheim

Illhardt A (2002) Ich hab's doch nicht im Kopf – Kurzzeittherapie bei Kindern und Jugendlichen mit chronisch körperlichen Krankheiten im Krankenhaus. In: Vogt-Hillmann M, Burr W (Hrsg) Lösungen im Jugendstil – systemisch-lösungsorientierte Kinder- und Jugendtherapie. Borgmann, Dortmund

Illhardt A, Minnebusch D (1997) Ach Du Dickes Knie – ein therapeutisches Spiel für rheumakranke Menschen. Werkstattverbund Bethel, Bielefeld

Jochmus I (1997) Psychotherapeutisches Vorgehen bei chronischen körperlichen Erkrankungen. In: Remschmidt H (Hrsg) Psychotherapie im Kindes und Jugendalter. Thieme, Stuttgart

Kyngäs H (2002) Motivation as a crucial predictor of good compliance in adolescents with rheumatoid arthritis. Int J Nursing Practice 8: 336–341

Landschaftsverband Westfalen-Lippe (Hrsg) (2004) Behinderung und Ausweis. Münster

McDonagh JE, Southwood TR, Ryder CAJ (2000) Bridging the gap in rheumatology. Ann Rheum Dis 59: 86–93

McDonagh JE, Southwood TR, Shaw KL (2004) British Paediatric Rheumatology Group. Unmet education and training needs of rheumatology health professionals in adolescent health and transitional care. Rheumatology (Oxford) 43: 737–743

Minden K, Niewerth M, Ganser G, Schöntube M, Zink A (2002a) Erwachsene mit juveniler idiopathischer Arthritis – Krankheitsfolgen und Versorgungssituation. Akt Rheumatol 27: 247–252

Minden K, Niewerth M, Listing J, Biedermann T, Bollow M, Schontube M, Zink A (2002b) Long-term outcome in patients with juvenile idiopathic arthritis. Arthritis Rheum 46: 2392–2401

Minden K, Niewerth M, Listing J, Biedermann T, Schöntube M, Zink A (2004) Burden and cost of illness in adult patients with juvenile idiopathic arthritis. Ann Rheum Dis 63: 836–842

Minden K, Niewerth M, Zink A, Ganser G (2005) Transition-Clinic – der nicht immer einfache Übergang in die Rheumatologie für Erwachsene. Z Rheumatol 64: 327–333

Muthny FA (1994) Krankheitsverarbeitung bei Kranken und Gesunden. In: Schüßler G, Leibing E (Hrsg) Coping – Verlaufs- und Therapiestudien chronischer Krankheit. Hogrefe, Göttingen, S 17–34

Nash AA, Britto MT, Lovell DJ, Passo MH, Rosenthal SL (1998) Substance use among adolescents with juvenile rheumatoid arthritis. Arthritis Care Res 11: 391–396

Niewerth M, Minden K (2011) Transition. Der schwierige Weg des Übergangs von der pädiatrischen in die internistische Rheumatologie, Arthritis und Rheuma, S 265–269

Niewerth M, Jansson AF, Schalm S, Illhardt A, Hardt S, Ganser G (2011) Transition in der pädiatrischen Rheumatologie – Status quo (in Vorber.)

Niewerth M, Minden K, Möbius D et al. (2004) Die juvenile idiopathische Arthritis beim Übergang ins Erwachsenenalter. Z Rheumatol 63: 267

Oestensen M (2005) Probleme in der Adoleszenz: Sexualität und Reproduktion bei Patienten mit juveniler idiopathischer Arthritis (JIA). Akt Rheumatol 30: 162–167

Petermann F (1996) Lehrbuch der Klinischen Kinderpsychologie. Hogrefe, Göttingen

Reisine S (1995) Arthritis and the Family. Arthritis Care Res 8/4: 265–271

Sachverständigenrat zur Begutachtung der Entwicklung im Gesundheitswesen (2010) Gutachten 2009 »Koordination und Integration – Gesundheitsversorgung in einer Gesellschaft des längeren Lebens«. Band I: Spezielle Versorgungsanfoderungen im Übergang vom Jugend- ins Erwachsenenalter (transitional Care). Baden-Baden

Salewski C (2004) Chronisch kranke Jugendliche: Belastung, Bewältigung und psychosoziale Hilfen. E. Reinhardt, München

Sarimski K (2002) Psychische Probleme chronisch kranker Kinder. In: Esser G (Hrsg) Lehrbuch der klinischen Psychologie und Psychotherapie des Kindes- und Jugendalters. Thieme, Stuttgart

Schubert D (2001) Alexander: Eine Kindheit mit Morbus Still. In: Das Band, 32. Jg, H 2, S 8–10

Schwind H (1996) Aspekte rheumatischer Erkrankungen bei Kindern und Jugendlichen. In: Michels, H-P (Hrsg) Chronisch kranke Kinder und Jugendliche: Psychosoziale Betreuung und Rehabilitation, dgvt, Tübingen, S 165–186

Schwind H, Becker C (1993) Rheumakranke Kinder und ihre Familien. Erfahrung und Tätigkeit zweier Beratungsstellen. Rummelsberg

Seiffge-Krenke I, Boeger A, Schmidt C, Kollmar F, Floß A, Roth M (1996) Chronisch kranke Jugendliche und ihre Familien: Belastung, Bewältigung und psychosoziale Folgen. Kohlhammer, Stuttgart

Sesterhenn H (1991) Chronische Krankheit im Kindesalter im Kontext der Familie. HVA, Heidelberg (Ed. Schindele)

Shaw KL, Southwood TR, McDonagh JE (2004a) British Paediatric Rheumatology Group. Developing a programme of transitional care for adolescents with juvenile idiopathic arthritis: results of a postal survey. Rheumatology (Oxford) 43: 211–219

Shaw KL, Southwood TR, McDonagh JE (2004b) British Paediatric Rheumatology Group. User perspectives of transitional care for adolescents with juvenile idiopathic arthritis. Rheumatology (Oxford) 43: 770–778

Shaw KL, Southwood TR, McDonagh JE (2004c) British Paediatric Rheumatology Group. Transitional care for adolescents with juvenile idiopathic arthritis: a Delphi study. Rheumatology (Oxford) 43: 1000–1006

Timko C, Stovel KW, Moos RH (1992) Functioning among mothers and fathers of children with juvenile rheumatic disease: a longitudinal study. J Pediatric Psychology 17: 705–724

Tröster H (1999) Sind Geschwister behinderter oder chronisch kranker Kinder in ihrer Entwicklung gefährdet? Ein Überblick über den Stand der Forschung. Z Klin Psychologie 28: 160–176

Warschburger P, Petermann F (2000) Belastungen bei chronisch kranken Kindern und deren Familien. In: Petermann F (Hrsg) Lehrbuch der Klinischen Kinderpsychologie und -psychotherapie, Hogrefe, Göttingen, S 480–511

White PH (2002) Transition: a future promise for children and adolescents with spezial health care needs and disabilities. Rheum Dis Clin N Am 28: 687–703

Wiedebusch S, Ganser G (2012) geLENKig – Ein Rheumabuch für Kinder. Kabi pharmacia, Erlangen

Stichwortverzeichnis

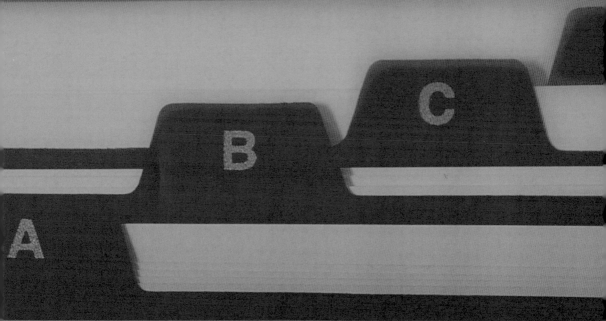

V

Z

Printing: Ten Brink, Meppel, The Netherlands
Binding: Stürtz, Würzburg, Germany